DISCO[URS]

FAIT EN VNE CELEBRE

ASSEMBLÉE,

PAR

LE CHEVALIER DIGBY,

CHANCELIER DE LA REINE

DE LA GRANDE BRETAGNE, &c.

TOVCHANT LA GVERISON

des Playes par la Poudre
de Sympathie.

EDITION DE 1666

REPRODUITE PAR

GEORGES DEMAREST

PARIS

LIBRAIRIE SPIRITUALISTE

60, RUE DE TURBIGO, 60

1895

REVUE SCIENTIFIQUE DES IDÉES SPIRITUALISTES

Organe mensuel de l'évolution scientifique
littéraire et artistique, journal officiel de l'*Union Spiritualiste*

Directeur : Georges DEMAREST

Rédacteur en chef : **G. FABIUS DE CHAMPVILLE**.

RÉDACTION & ADMINISTRATION, 60, Rue de Turbigo, PARIS

De nombreux journaux spéciaux, paraissent régulièrement et traitent ces questions si complétement empoignantes.

Malheureusement, peu d'entre eux font preuve d'indépendance.

Or, on le sait, la dépendance c'est le piétinement sur place. Plus parfois, c'est le retour en arrière, c'est l'embourbement dans l'ornière de l'ignorance et de l'obscurité dont on ne peut plus sortir

Toujours en avant, encore plus de lumière, toujours plus haut, voilà la devise de la **Revue Scientifique des Idées spiritualistes**

Ce journal est l'organe indépendant par excellence du mouvement spiritualiste, non seulement en France, mais dans le monde entier

C'est une œuvre de vulgarisation qu'il entreprend.

Dégagée de tout archaïsme, sans souci de la routine introduite dans ces études qui ne devraient passer que par la voie du progrès, la **Revue Scientifique des Idées spiritualistes**, se débarrassant du fatras des mots techniques et des formules incompréhensibles, veut, s'inspirant d'un éclectisme élevé, montrer à tous, rendre populaires même des sciences enfouies sous la poussière des siècles et dont le charlatanisme, le mercantisme ou l'entêtement de l'ignorance moderne, s'efforcent encore de grossir la couche.

« Voilons pour étonner !.. pour allécher .. » semble la devise d'un grand nombre.

Vulgariser est la ligne de conduite, la raison d'être de la **Revue Scientifique des Idées spiritualistes**.

Echo de tous et de partout, sans avoir la sécheresse d'un organe d'informations, la **Revue** met ses lecteurs au courant du mouvement spiritualiste dans tous ses détails, dans toute son ampleur.

Le programme de la rédaction comprend trois parties :

1° Une partie scientifique où sont relatées toutes les expériences nouvelles tentées et où sont exposés les progrès accomplis par le psychisme.

2° Une partie littéraire comprenant la publication des œuvres des occultistes et des psychologues les plus aimés du public, l'analyse impartiale de tous les ouvrages qui traiteront d'une question spiritualiste, la recherche de l'influence que ces questions exercent sur le mouvement littéraire contemporain.

3° Une partie artistique où la preuve de cette même influence est recherchée et établie au théâtre et dans les autres branches des arts : peinture, sculpture, etc.

PRIX DE L'ABONNEMENT

Paris et Départements	5 fr. par an
Étranger (Union postale)	6 —

Prix du numéro : 40 cent.

Annonces et réclames à forfait

Iʳᵉ PARTIE

DISCOVRS

TOVCHANT

LA GVERISON

DES PLAYES

PAR LA POVDRE

DE SYMPATHIE

REPUBLIÉ, EN L'AN 1894,

par

GEORGES, DÉMAREST

TOURS, IMP. E. SOUDÉE

DISCOVRS

FAIT EN VNE CELEBRE

ASSEMBLÉE,

PAR

LE CHEVALIER DIGBY,

CHANCELIER DE LA REINE

DE LA GRANDE BRETAGNE, &c.

TOVCHANT LA GVERISON
des Playes par la Poudre
de Sympathie.

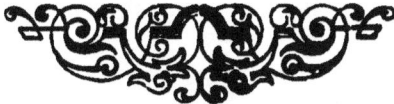

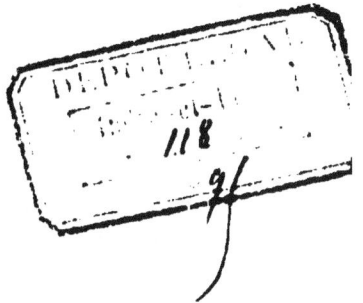

A PARIS,

Chez CHARLES OSMONT, dans la
grand'Salle du Palais, du côté de la Cour
des Aydes, à l'Ecu de France.

—

M.DC.LXXXI
Avec privilége du Roy.

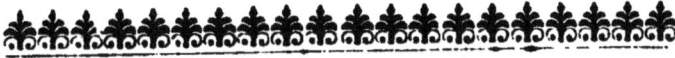

INTRODUCTION

Si nous consultons les modernes traités d'art médical, ils nous répondront que la *poudre de sympathie* est une chimère dont on est revenu depuis longtemps et qu'il ne faut rien croire de ce qui a été dit et écrit sur cette matière.

Cette poudre, ajoutent les mêmes traités, qui passait autrefois pour avoir la propriété de guérir les blessures même à distance, lorsqu'on la jetait sur le sang extravasé du blessé, n'était autre chose que du sulfate de cuivre (*vitriol*) pulvérisé.

Nous ignorons à quelles études se sont livrés sur la *poudre de sympathie* les auteurs des dits traités, et sur quelles preuves ils appuient la négation de ses propriétés, mais la définition qu'ils en donnent nous montre à elle seule qu'ils ont péché par ignorance.

Ainsi comprise, il est certain que la poudre de vitriol ne peut avoir aucune action curative sur l'organisme humain : ses propriétés lui étant surtout données par les différentes opérations auxquelles on la soumettait et qui paraissent inconnues de nos auteurs.

Ces opérations ont pourtant une importance considérable, puisque c'est d'elles seules que dépend l'efficacité du produit.

Nous n'ignorons pas que les pratiques de ce mode opératoire sembleront puériles ou ridicules aux esprits superficiels et aux adeptes de l'enseignement officiel.

Aussi n'est-ce point à eux que nous nous adressons. C'est seulement aux curieux, aux chercheurs, aux savants de bonne foi qui, d'abord surpris par les théories de ces *Ecoles d'Occultisme* dont l'importance grandit chaque jour, malgré les railleries et les anathèmes dont leur début a été accueilli, ont ensuite reconnu qu'il y a dans la nature autre chose que ce qui est enseigné par les Académies ; qu'il se produit à chaque instant des phénomènes inexplicables dont la cause déterminante doit être des *lois naturelles* encore inconnues, et qui, dans la mesure de leur savoir et de leurs moyens, ont entrepris la recherche de ces lois. L'action de la *poudre de sympathie* agissant à distance sur les plaies et les cicatrisant semble appartenir à cet ordre de phénomènes.

Nous avons personnellement entrepris de longues recherches sur ce sujet, nous avons tenté de nombreuses expériences, et comme il s'est justement produit ce fait que les affirmations des auteurs anciens se sont trouvées en contradiction avec celles des auteurs modernes et que les premières ont été confirmées par le résultat de nos expériences, nous avons résolu de reproduire et de publier les deux plus curieux traités écrits sur ce sujet. En les livrant au public nous justifions d'abord notre œuvre de vulgarisation ; nous donnons ensuite au lecteur curieux le moyen de contrôler par lui-même nos expériences, et nous offrons à l'amateur de raretés bibliophiliques une œuvre artistique, reproduction exacte de l'édition possédée par la *Bibliothèque Nationale*.

Pour la commodité de la lecture, nous avons seulement supprimé les *s* longues, employées dans l'ancienne édition.

Cette reproduction est divisée en deux parties : la première comprend le *Discours fait en une célèbre Assemblée par le chevalier Digby, chancelier de la Reine de la Grande-Bretagne, touchant la guérison des plaies par la poudre de sympathie*.

A côté du sujet faisant le fonds de son discours, l'auteur rapporte une foule de faits curieux, établit l'origine de nombreuses légendes et dictons courant encore nos campagnes et donne un aperçu considérable des connaissances physiques et chimiques de son époque.

La seconde, plus technique, est la *Dissertation touchant la poudre de sympathie, traduite du latin du sieur Papin, docteur en médecine de la ville de Blois, par le sieur Rault*.

INTRODUCTION

A cette seconde partie, nous avons ajouté les expériences qui nous sont personnelles, indiqué la marche que nous avons suivie pour la préparation de la *Poudre* et relaté les guérisons que nous avons obtenues par son emploi.

G. DÉMAREST.

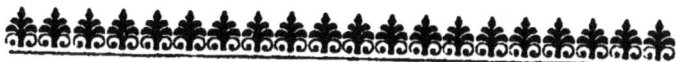

NOTICE HISTORIQUE

Sir KENELM DIGBY, philosophe et chimiste anglais, est né à Gothurst, dans le comté de Buckingham, en 1603, et est mort en 1665.

Devenu orphelin à trois ans, il fut élevé dans la foi protestante et déploya de bonne heure des capacités remarquables. En 1623, il fut nommé gentilhomme de la Chambre par le roi Charles Ier, qui professait pour lui une grande estime. En 1628, à la tête d'une escadre équipée à ses propres frais, il alla combattre les Algériens et les Vénitiens, en guerre avec les Anglais et s'acquit, par l'heureuse réussite de ses opérations, une grande réputation de courage et d'habileté. En 1636, il vint en France et se convertit à la religion catholique. Lorsque éclata la révolution en Angleterre, Digby ayant embrassé le parti du roi, fut emprisonné par ordre du Parlement. Mis en liberté en 1643, sur l'intercession de la reine de France, il émigra dans ce dernier pays, y fut accueilli avec une bienveillance ex-

trême et jouit de l'amitié de Descartes et d'autres
savants français. Après la Restauration, il retourna en
Angleterre, fut fort en faveur auprès de Charles II,
mais parut peu à la cour, et, jusqu'à sa mort, se consacra tout entier à ses travaux philosophiques.

Digby avait épousé la fille d'Edouard Stanley, Venetia Anastasia, célèbre par sa beauté véritablement extraordinaire. Pour lui conserver ses charmes, Digby,
qui croyait aux théories alchimiques et qui avait même
engagé Descartes à chercher un moyen de prolonger
indéfiniment la vie, inventa des spécifiques et des cosmétiques de tout genre. On dit même que, pendant un
temps, il ne fit manger à la belle Venetia que des chapons nourris avec des vipères, s'imaginant que ce genre
de nourriture avait des vertus merveilleuses. Digby ne
put apprécier la valeur de ses inventions, car Venetia
Anastasia mourut à la fleur de l'âge.

Ses principaux ouvrages, dans lesquels il fait preuve
d'un savoir très étendu, sont : *Conférences avec une
dame sur le choix d'une Religion* (1651); *Traité
sur la nature des corps* (1644); *Traité sur l'âme prouvant son immortalité* (1644); *Traité de l'attachement
à Dieu; Des guérisons des blessures par la poudre de
sympathie* (1658); *Discours sur la végétation des
plantes* (1661).

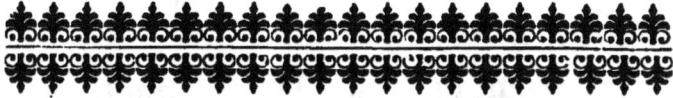

DISCOVRS
TOVCHANT
LA GVERISON
DES PLAYES,
PAR LA POVDRE
DE SYMPATHIE.

JE croy, MESSIEURS, que vous de-
meurerez tous d'accord avec moy
qu'il est necessaire, pour bien
penetrer et connoistre un sujet, de montrer en premier lieu s'il est tel comme
on le suppose ou qu'on se l'imagine :
Car ne perdroit-on pas inutilement et
son temps et sa peine de s'occuper à
rechercher les causes de ce qui n'est

peut-estre qu'une chimere, sans aucun fondement de verité.

Il me semble avoir leu en quelque endroit de Plutarque qu'il propose cette Question, Pourquoy les chevaux qui pendant qu'ils estoient poulains, ont esté poursuivis par le loup, et se sont sauvez à force de bien courir, sont plus vites que les autres. A quoy il répond qu'il se peut faire que l'épouvante et la frayeur que le loup donne à une jeune beste, luy fait faire toutes sortes d'efforts pour se délivrer du danger qui la presse : et ainsi la peur luy dénoüe les jointures, luy estend les nerfs, et luy rend souples les ligaments et autres parties qui servent à la course ; de telle sorte qu'il s'en ressent tout le reste de sa vie; et en devient bon coureur. Ou peut-estre (dit-il) c'est que les poulains qui sont naturellement vites se sauvent en fuyant, au lieu que les autres qui ne le sont pas tant, sont attrapez par le loup, et deviennent sa proye. Et ainsi, ce n'est pas que pour avoir échappé du loup ils en soient plus vites ; mais c'est que leur vitesse naturelle les a sauvez du loup. Il en donne encore d'autres raisons : et à la fin il conclut, que peut-estre aussi la chose n'est pas veritable.

Je ne trouve pas à redire, Messieurs, à ce procedé en des propos de table, où le principal dessein de la conversation est de se divertir doucement et agreablement, sans y mesler la severité des raisonnemens forts, qui tiennent les esprits bandez et attentifs. Mais en une Assemblée si celebre que celle-cy, où il y a des personnes si judicieuses et si profondément sçavantes, et qui en cette rencontre attendent de moy que je les paye de raisons solides : Je serois bien marry, qu'aprés avoir fait mes derniers efforts pour éclaircir comment la Poudre, qu'on appelle communément de Sympathie, guerit naturellement et sans

magie, les playes, sans qu'on y touche,
et mesme sans qu'on voye le blessé ;
l'on revoquast en doute, si telle guerison se fait effectivement ou non.

En matiere de fait, la determination
de l'existence et de la verité, dépend du
rapport que nos sens nous en font.
Celle-cy est de cette nature : Car ceux
qui en ont veu l'effet et l'experience, et
ont esté soigneux d'en examiner toutes
les circonstances requises, et se sont satisfaits apres avoir reconnu qu'il n'y a
point de supercherie, ne doutent point
que la chose ne soit veritable. Mais ceux
qui n'ont point veu de semblable experience, s'en doivent rapporter au recit et
à l'authorité de ceux qui asseurent les
avoir veuës. J'en pourrois produire plusieurs dont je suis témoin oculaire, et
mesme, *quarum pars magna fui*. Mais
comme un exemple certain et averé en
l'affirmatif, est convaincant pour déterminer la possibilité et verité de quel-

que matiere dont on doute ; je me contenteray, pour ne vous pas ennuyer pre-
sentement, de vous en rapporter un seulement sur ce sujet; Mais ce sera l'un
des plus illustres, éclatants, publics, et
averez, qui ait jamais esté, ou qui puisse
estre ; non seulement pour les circonstances remarquables qui s'y trouvent ;
mais aussi pour les mains bien au-dessus du commun, entre lesquelles toute
l'affaire s'est passée. Car la guerison
d'une facheuse blessure a esté faite par
cette Poudre de Sympathie en la personne d'un homme qui estoit illustre,
tant pour ses belles lettres que pour son
employ : Toutes les circonstances ont
esté examinées et épluchées à fond, par
un des plus grands et des plus sçavants
Roys de son temps, le Roy Jacques d'Angleterre, qui avoit un talent particulier,
une industrie merveilleuse à discuter les
choses naturelles, et à penetrer dans leur
fond: Par son fils le defunt Roy Charles :

Par le défunt Duc de Bouquingan, leur premier ministre : Et enfin le tout a esté enregistré dans les memoires du grand Chancelier Bacon, pour adjoûter en forme d'Appendix à son histoire naturelle. Et je crois, Messieurs, que quand vous aurez entendu cette histoire, vous ne m'accuserez pas de vanité, si je m'attribuë d'estre l'introducteur en ces quartiers du monde, de cette façon de cure. Voicy donc comment l'affaire se passa.

Monsieur Jacques Hovvel, secretaire du Duc de Bouquingan (assez connu en France par ses écrits, et particulierement par sa Dendrologie, traduite en François par M. Baudoüin, ce me semble) survint un jour comme deux de ses meilleurs amis se battoient en duel. Il se mit aussitost en devoir de les separer : Il se jette entr'eux deux, et de sa main gauche saisit les gardes de l'espée de l'un des combattants, pendant que de sa droite nuë il empoigne la lame de l'autre. Eux,

transportez de furie chacun contre son
ennemy, font leurs efforts de se défaire
de l'empeschement que leur amy
commun leur donnoit de se tuer l'un
l'autre ; Et l'un tirant brusquement son
espée, qui ne pouvoit pas estre retenuë
par la lame, coupe jusques à l'os tous les
neffs, muscles et tendons du dedans de
la main de M. Hovvel ; et à mesme
temps l'autre dégage sa garde, et porte
un coup d'estramaçon à la teste de son
adversaire, qui va fondre sur celle de son
amy, lequel pour parer le coup, hausse
la main déja blessée, qui par ce moyen
fut coupée autant par le dehors, comme
elle estoit au dedans. Il semble qu'une
estrange constellation regnoit alors contre
luy ; qui faisoit respandre son sang par
les armes de ses meilleurs amis ; qui en
leur sens rassis auroient hazardé tout le
leur pour garentir celuy de leur amy.
Au moins cette effusion de sang involon-
taire, détourna celle qu'ils s'efforçoient

de faire l'un contre l'autre : Car voyant
le visage de Monsieur Hovvel tout couvert de sang tombé de sa main élevée,
ils accourent à luy pour l'assister, et
aprés avoir visité ses blessures, ils les
bandent de l'une de ses jarretieres, pour
tenir closes les veines qui estoient toutes
coupées et saignoient abondamment. Ils
le ramenent chez luy cherchant un Chirurgien, et le premier venu servit pour
lui mettre le premier appareil. Pour le
second, quand se vint à ouvrir la playe
le lendemain, le Chirurgien du Roy y
fut envoyé par sa Majesté qui affection-
noit beaucoup ledit sieur Hovvel. J'estois
logé tout proche de luy. Et un matin
comme je m'habillois, quatre ou cinq
jours après cet accident, il vint en ma
chambre pour me prier de luy donner
quelque remede à son mal ; dautant
(dit-il) qu'il avoit appris que j'en avois
de tres bons pour semblables occasions ;
et que sa blessure estoit en si mauvais

estat, que les Chirurgiens apprehen-
doient que la gangréne ne s'y mist : ce
qu'arrivant, il luy falloit couper la main.
En effet son visage témoignoit la douleur qu'il enduroit, laquelle il disoit
estre insupportable, mais avec une inflammation extréme. Je luy répondis, que je
le servirois volontiers : mais que quand
il sçauroit de quelle façon je pensois les
blessez, sans avoir besoin de les toucher
ou de les voir, peut-estre il ne le vou-
droit plus, par ce qu'il croiroit cette maniere de guerir, ou supersticieuse, ou
inefficace. Pour la derniere (dit-il) les
grandes merveilles que plusieurs personnes m'ont raconté de vostre medicament, ne me laissent point douter de son
efficace : Et pour la premiere, tout ce
que i'ay à dire est compris en ce pro-
verbe Espagnol, *haga se elmilagro, y·
hagalo Mahoma*. Je luy demanday donc
quelque piece d'etoffe ou de linge sur
laquelle il y auroit du sang de ses playes.

Il envoya incontinent querir la jarretière qui luy avoit servy de premier bandage : Et cependant, je demanday un
bassin d'eau, comme si je me voulois
laver les mains, et prit une poignée de
poudre de vitriol que je tenois en un cabinet sur ma table, et l'y fis promptement dissoudre. Aussi-tost la jarretiere
me fut apportée, je la mis dans le bassin,
remarquant bien ce que faisait cependant Monsieur Hovvel : Il parloit à un
Gentil-homme en un coin de ma chambre, sans prendre garde à ce ce que fai-
sois ; et tout-à-l'heure il tressaillit, et fit
une action comme s'il sentoit en luy quelque grande émotion : Je luy demanday ce qu'il avoit, et ce qu'il sentoit.
Je ne sçait (dit-il) ce que j'ay, mais
je sçay bien que je ne sens plus de
douleur : Il me semble qu'une fraî-
cheur agréable comme si c'estoit une
serviette moüillée et froide, s'épand sur
ma main, ce qui m'a osté toute l'inflam-

mation que je sentois. Puis donc, luy
repliquay-je que vous sentez un si bon
effet de mon médicament, je vous con-
seille d'oster tous vos emplastres ; tenez
seulement la playe nette et en un estat
moderé et temperé de chaud et de froid.
Cecy fut aussi tost rapporté à Monsieur de Bouquingan, et peu après au
Roy, qui furent tous deux fort curieux
de sçavoir la suite de l'affaire, qui fut,
qu'apres disner j'ostay la jarretière hors
de l'eau et la mis secher à un grand feu.

A peine estoit-elle bien seche (et pour
cet effet, il faloit qu'elle eust esté premierement bien échauffée) que voilà le
laquais de Monsieur Hovvel qui me vint
dire que son maître sentoit depuis fort
peu de temps autant de douleur que
jamais, et encore plus grande, avec une
douleur si extrême, comme si sa main
eust esté parmi les charbons ardens. Je
luy répondis que quoy que cela fust
arrivé à présent, il ne laisseroit pas de

se bien porter dans fort peu de temps ;
que je sçavois la cause de ce nouvel
accident, et que j'y donnerois ordre, et
que son Maistre seroit delivré de sa
douleur et inflammation, avant qu'il pust
estre de retour chez luy pour l'en assurer.
Mais qu'en cas que cela ne fust pas,
qu'il revinst m'en advertir, sinon qu'il
n'avoit que faire de retourner. Avec cela,
il s'en va, et à l'instant je remets la
jarretiere dans l'eau : surquoy, encore
qu'il n'y eust que deux pas chez son
Maistre, il le trouve tout-à-fait sans
douleur, et mesme avant qu'il y arrivast,
elle estoit entierement cessée. Pour faire
court, il n'eut plus de douleur, et dans
cinq ou six jours sa playe fut cicatrisée
et entierement guérie. Le Roy Jacques
se faisoit ponctuellement informer de
tout ce qui se passoit en cette cure : Et
aprés qu'elle fut achevée et parfaite, il
voulut sçavoir de moy comme elle s'étoit
faite, m'ayant premierement raillé (ce

qu'il faisoit toûjours de tres-bonne grace) de Magicien et de Sorcier. Je luy répondis que je serois toûjours prest à faire tout ce que sa Majesté m'ordonneroit : Mais que je le supplios très humblement de me permettre avant que de passer outre, de luy dire ce que l'Autheur de qui j'avois appris le secret dit. au grand Duc de Toscane sur semblable occasion. C'estoit un Religieux Carme nouvellement venu des Indes et de la Perse, à Florence, et mesme il avoit esté en la Chine ; qui ayant fait de merveilleuse cures avec sa poudre, depuis son arrivée en Toscane, le Duc lui témoigna qu'il seroit bien aise de l'apprendre de luy. C'estoit le pere du grand Duc qui regne aujourd'huy. Le Religieux luy répondit que c'estoit un secret qu'il avoit appris en l'Orient, et qu'il croyoit qu'il n'y avoit que luy qui le sceût en Europe, et qu'il meritoit qu'il ne fût pas divulgué Ce qui ne se pourroit pas faire, si

son Altesse se mesloit de l'exercer;
dautant qu'il ne le feroit point de ses
mains : et que s'il y employoit son Chirurgien ou autre valet, il y auroit en
peu de temps bien d'autres personnes
qui le sçauroient aussi bien que luy.
Surquoy son Altesse ne le voulut plus
presser là-dessus. Mais quelque mois
aprés, j'eus le moyen de faire un tres-
important plaisir à ce Religieux, ce qui
fut cause qu'il ne me voulut pas refuser
son secret : Et la mesme année il s'en
retourna en Perse. De sorte que je crois
estre maintenant le seul en toute l'Europe qui sçache ce secret. Le Roy me
repliqua que je n'apprehendasse point
qu'il le dilvuguast, car il ne se fieroit à
personne en faisant experience de cette
cure; mais la feroit toûjours de sa main
propre, et que je luy donnerois de ma
poudre. Ce que je fis, et l'instruisis de
toutes les circonstances, et sa Majesté
en fit plusieurs épreuves, en toutes

lesquelles elle eut une singuliere satisfaction. Cependant, Monsieur de Mayerne son premier Medecin, veilloit pour découvrir ce qu'il pouvoit de ce secret,et à la fin il parvint à sçavoir que le Roy se servoit de Vitriol. Alors il m'aborde, et me dit qu'il n'avoit osé me demander mon secret parce qu'il avait sceu que j'avois fait difficulté de le dire au Roy. Mais à cette heure qu'il avoit appris de quelle matiere il se faloit servir, il esperoit que je luy communiquerois toutes les circonstances de ce qu'il faloit faire. Je luy répondis que non seulement à cette heure, mais s'il me l'eût demandé dés le commencement, je luy aurois franchement tout dit. Car entre ses mains il n'y avoit point de danger qu'un tel secret se prostituast. Et en suite je luy dis le tout. Peu aprés il s'en alla en France pour voir une belle terre qu'il avoit nouvellement achetée proche de

Genêve, qui est la Baronie d'Aubonne.
En ce voyage il alla voir Monsieur le
Duc de Mayenne, qui depuis longtemps
avoit esté son grand amy et Protecteur ;
et luy enseigna ce secret. Le Duc en fit
plusieurs experiences, qui en toutes
autres mains que d'un Prince si pieux
et si Religieux auroient passé pour effets
de Magie et d'Enchantement. Aprés la
mort du Duc (qui fut tué au siege de
Montauban) son Chirurgien qui le servoit à faire cette cure, vendit ce secret
à plusieurs personnes de condition, qui
luy en donnerent des sommes considerables ; de sorte qu'en peu de temps
il devint riche par ce moyen. La chose
étant ainsi tombée en plusieurs mains,
ne demeura pas long-temps en termes de
secret ; mais peu à peu elle s'est tellement divulguée, qu'à peine y a-t-il aujourd'huy un barbier de village qui ne
la sçache.

Voila donc, Messieurs, la Genealogie

de la Poudre de Sympathie en nos quartiers, et une histoire notable d'une cure faite par cette Poudre : Il est temps desormais de venir à la discussion, qui est de sçavoir comment cela se fait. Il faut avouer que c'est une chose merveilleuse, que la playe d'une personne blessée puisse estre guerie, ou son inflammation et douleur augmentée par l'application d'un remede appliqué à un morceau de linge, ou à une espée mesme en grande distance. Et il ne faut pas douter que si apres une longue et profonde speculation de toute l'œconomie et enchaînement des causes naturelles qui peuvent estre jugées capables de produire un tel effet, on tombe à la fin sur les veritables ; il faut qu'elles ayent des ressorts et des moyens d'agir bien subtils et bien déliez : jusques à cette heure, elles ont esté envelopées des tenebres, et jugées tellement inaccessibles que ceux qui se sont

meslez d'en parler ou d'en écrire (au
moins ceux que j'ai veu) se sont con-
tentez d'en dire quelques gentillesses
ingénieuses, sans traiter la matiere bien
à fonds, et plûtost pour montrer la vivacité de leur esprit et la force de leur
éloquence, que pour satisfaire à leurs
Lecteurs ou auditeurs, en leur en-
seignant comment la chose se fait.
Ils veulent que nous prenions pour
argent contant, des termes que nous
n'entendons point, et ne sçavons pas ce
qu'ils signifient. Ils nous payent de con-
venances, de ressemblances, de Sympathie, de vertus magnétiques et de semblables paroles, sans nous expliquer ce
que ces termes veulent dire. Ils croyent
avoir bien réüssi s'ils persuadent foible-
ment à quelqu'un que la chose se peut
faire par une voye naturelle, et sans
avoir recours à l'intervention des de-
mons ou esprits : Et ils ne pretendent
en aucune sorte avoir trouvé des raisons

convaincantes pour démontrer comment cela se fait. Si je n'esperois, Messieurs, pouvoir gagner autre chose sur vos esprits ; je veux dire, que si je ne croyois vous pouvoir persuader que par des paroles, ie ne l'aurois pas entrepris. Je sçay trop bien, *Quid ferre recusent*, *quid valeant humeri*. Un tel dessein demande grand feu, vivacité et pointes de conceptions, volubilité de langage, proprieté d'expressions, pour insinuër comme par surprise, ce qu'on ne sçauroit emporter de pied ferme, et par des raisons froides, quoy que solides. Un discours de cette nature ne se doit pas attendre d'un étranger, qui se trouve obligé de dire ses sentimens en une langue ; en laquelle il a peine d'exprimer ses conceptions ordinaires. Neantmoins, Messieurs, ces considerations ne m'empescheront pas de me charger d'une entreprise qui pourra sembler à quel-

ques-uns bien plus difficile que celle
que je viens de dire ; à sçavoir, de
bien prouver et convaincre que cette
guerison qu'on appelle de Sympathie, se peut faire naturellement ; et
de vous montrer à l'œil, et faire toucher au doigt, comment elle se fait. Vous
sçavez, Messieurs, que les persuasions
se font par des argumens ingenieux,
qui étant exprimez de bonne grace, cha-
toüillent plûtost l'imagination, qu'ils ne
satisfont l'entendement. Mais les démonstrations sont bâties sur des principes certains et prouvez ; et quoy
qu'elles soient grossierement énoncées,
neantmoins elles convainquent, et les
conclusions en sont tirées avec necessité. Elles procedent comme une visse
attachée contre une porte pour l'abbattre,
ou sur une lame de metal pour y impri-
mer la marque de la monnoye, à chaque
tour qu'elle fait, elle ne s'aproche que
de peu, et quasi insensiblement ; et ne

fait gueres de bruit, ny ne requiert pas
une si grande force pour la tourner :
mais son effort, quoy que lent, est si
invisible, qu'à la fin elle abat la porte,
et fait l'impression profonde dans la
plaque d'or ou d'argent : Au lieu que des
coups de marteaux ou de barres (aus-
quels se peuvent comparer les discours
ingenieux et conceptions fleuries des
beaux Esprits) demandent des bras de
Geans, font beaucoup de bruit, et au
bout du conte, produisent peu d'effet.
Pour entrer donc en matiere ; Je poseray
premierement (selon la methode des démonstrations géometriques) six ou sept
principes comme pierres fondamentales,
sur lesquelles je bastiray mon édifice :
Mais aussi, je les établiray si bien et si
fermement, qu'on ne fera pas difficulté
de me les accorder. Ces principes, seront
comme les roües de la machine d'Ar-
chimede, par le moyen de laquelle un
enfant étoit capable d'attirer sur la terre

la grosse caraque du Roy Hieron, que cent paires de bœufs avec toutes les cordes et chables de son Arcenal, ne pouvoit pas faire seulement branler. Et par le moyen de ces principes, j'espere de conduire ma conclusion à bon port.

Le premier principe donc sera Que l'orbe ou sphere de l'air est remply de lumiere. S'il étoit besoin de prouver en cet endroit que la lumiere est une substance materielle et corporelle, et non une qualité imaginaire et incomprehensible (comme plusieurs de l'école le pretendent) je le ferois avec assez d'evidence. Je l'ay fait suffisamment en quelqu'autre traitté qui a esté publié depuis quelques années. Et ce n'est pas une nouvelle opinion : Car plusieurs Philosophes des plus estimez parmy les anciens l'ont avancée et même le grand Saint Augustin en sa troisiéme Epistre à Volusien témoigne qu'il est de ce sentiment. Mais pour nostre affaire pre-

sente, que la lumiere soit l'une ou l'autre,
c'est assez d'expliquer son cours, et les
voyages qu'elle fait, dont nos sens nous
rendent témoignage. Il est évident que
sortant continuellement de sa source,
qui est le Soleil, et s'élançant avec une
merveilleuse vitesse de tous côtez par
lignes droites; là, ou elle rencontre
quelques obstacles en son chemin par
l'opposition de quelque corps dur et
opaque, elle se refléchit, elle saute de là,
ad angulos æquales, et reprend un autre
cours par une autre ligne droite, jusques
à ce qu'elle ait bricollé vers un autre
costé par le choc d'un autre solide; et
ainsi elle continuë à faire de nouveaux
bonds çà et là, tant qu'enfin étant chassée
de tous côtez par les corps qui s'op-
posent à son passage, elle se lasse et s'esteint. Tout de même donc que nous
voyons une balle en un jeu de paulme,
qui étant poussée par un puissant bras
contre une des murailles, saute de là à

l'opposite, tant que souvent elle fait le
circuit de tout le jeu de paulme, et
acheve son mouvement proche du lieu
où elle l'avoit commencé. Nos yeux
mêmes sont témoins de ce progrez de la
lumiere, quand par reflection elle illu-
mine quelque endroit obscur où elle ne
peut pas parvenir directement : ou quand
sortant immediatement du Soleil et battant sur la Lune ou sur quelque autre
des planettes, les rayons qui n'y peuvent
pas entrer rejallissent jusques à nostre
terre (car sans cela nous ne les pour-
rions pas voir) et là est refléchie, rompuë
et brisée par autant de corps comme elle
en rencontre en ses réflexions diverses.

Le second principe sera, Que la lumiere frapant ainsi sur quelque corps,
les rayons qui n'y entrent pas bien
avant, mais qui rebondissent de la superficie de ce corps, en détachent et emportent avec soy quelques petites par-
ticules ou atomes, tout de mesme que

la balle dont nous venons de parler,
emporteroit avec elle quelque humidité
des murailles contre lesquelles elle bri-
colleroit, si le plâtre qui les enduit, étoit
encore humide ; et comme elle emporte
en effet quelque teinture du noir dont
ces murailles sont colorées. La raison
de cecy est, que la lumiere, ce feu si
subtil et ratifié, venant avec une si
merveilleuse vitesse (car ses darts sont
dans nos yeux quasi aussi-tost que sa
tête est élevée dessus nôtre Horison ; faisant ainsi tant de milliers de lïeues en
une espace imperceptible de temps) et
battant à plomb sur le corps qui luy est
oposé, elle ne peut pas manquer d'y
faire quelques petites incisions, pro-
portionnées à sa rareté et subtilité : Et
ces petits atomes decouppez et détachez
de leur tronc, étant composez des
quatre Elemens (comme tous les corps
du monde le sont) le chaud de la lumiere
s'attache et s'incorpore avec les parties

humides, visqueuses et gluantes des-
dits atomes, et elle les emporte bien
loin avec soy. L'experience nous
montre cette verité, aussi bien que la
raison. Quand on met quelque linge ou
drap humide à secher devant le feu, les
rayons ignez frappant là dessus, ceux qui
n'y trouvent point d'entrée, mais reflé-
chissent hors de là, emportent avec eux
des corpuscules humides, qui forment
une espece de broüillas entre le linge et
le feu. De mesme, le Soleil illuminant
à son lever la terre, qui est humectée
par la pluye ou par la rosée de la nuit,
ses rayons élevent un broüillas qui
monte peu à peu jusques aux sommets
des collines; et ce broüillas se rarefie
à mesure que le Soleil a plus de force
de le tirer en haut, jusques à ce qu'à la
fin nous le perdons de veuë, et il devient
partie de l'air, qui à cause de sa tenuité
nous est invisible. Ces atomes donc,
sont comme des Cavaliers montez sur

des coursiers ailez qui vont bien loin ;
jusques à ce que le Soleil se couchant,
retire leurs Pegases, et les laisse tous
sans monture, et alors ils se precipitent
en foule vers la terre d'où ils estoient
attirez : la plus grande part et les plus
pesans tombent à la premiere retraite du
Soleil, et c'est ce qu'on appelle le serein,
lequel quoy qu'il soit trop subtil pour
estre veu, on ne laisse pas pourtant de
le sentir, comme une infinité de petits
marteaux qui frapent nos testes et nos
corps, principalement de ceux qui sont
avancez en l'âge ; car les jeunes, à cause
du boüillonnement de leur sang et de
la chaleur de leur complexion, pous-
sent hors d'eux abondance d'esprits ;
lesquels estant plus forts que ceux qui
tombent du serein, les repoussent et les
empeschent d'agir avec si grand effet sur
les corps d'où ces esprits sortent, comme
ils font sur ceux qui estans refroidis par
l'âge, n'en sont pas garantis par une si

forte émanation d'esprits qui sortent d'eux. Le vent qui soufle et qui est porté de tous costez, n'est autre chose qu'un grand fleuve de semblables atomes attirez de quelques corps solides qui sont sur la terre : et puis sont ballotez çá et là, selon qu'ils rencontrent des causes pour cet effet. Il me souvient d'avoir une fois veu oculairement comment le vent s'engendre : Je passois le mont Cenis pour aller en Italie, sur le commencement de l'Esté; et j'estois déja à la moitié de la montagne comme le Soleil se levoit, beau et lumineux. Mais devant que de voir son corps (que les montagnes me cachoient encore) je remarquay ses rayons qui doroient le sommet du mont Viso, qui est une Pyramide de rocher, bien plus haute que le mont Cenis, et que toutes les montagnes qui l'environnent. Plusieurs mesmes sont d'opinion que c'est une des plus hautes montagnes du monde ,

aprés le Pic de Teneriffe dans la
Canarie, et elle est toûjours couverte
de neige. Je remarquay donc, qu'à
l'endroit qui estoit éclairé des rayons
du Soleil, il se formoit un broüillas,
qui au commencement ne paroissoit
pas de plus grande étenduë qu'une
grosse poule : mais qui peu à peu
s'augmenta tant qu'à la fin tout le
sommet non seulement de cette montagne, mais aussi de celles qui sont
autour, furent couvertes d'une nuée.
J'étois déjà arrivé au plus haut du mont
Cenis, et me trouvant en la ligne droite
qui passoit du Soleil au mont Viso, je
m'arrestay pour le regarder, pendant que
mes gens achevoient de monter : car
ayant plus d'hommes à porter ma chaise
qu'aucun d'eux, j'avois fait plus de diligence qu'eux. Je n'y fus pas long-temps
que le broüillas sembla s'abaisser doucement vers le lieu où j'estois, et je com-
mençay à sentir comme une petite frai-

cheur qui me donnoit sur le visage,
lors que je le tenois tourné de ce costé-là.
Quand toute ma troupe fut assemblée
autour de moy, nous allâmes descendre
de l'autre costé du mont Cenis, vers Suze;
et à mesure que nous descendions, nous
sentions tres-perceptiblement que le vent
se roidissoit à nostre dos, car le chemin
nous obligeoit d'aller vers le costé où le
Soleil estoit. Nous rencontrâmes des pas-
sagers qui montoient par où nous descendions ; Ils nous dirent que plus bas
le vent estoit tres-impetueux et qu'il les
avoit fort incommodez, leur soufflant au
visage et dans les yeux ; mais qu'à mesure qu'ils montoient, ils le trouvoient
moins facheux. Et de nostre costé, quand
nous arrivâmes au lieu où ils nous
avoient dit que le vent estoit si violent,
nous trouvâmes comme une espece de
tourmente : et il s'augmentoit toûjours
en descendant, jusques à ce que le Soleil
s'estant avancé, ne l'attiroit plus par cette

ligne là, mais causoit le vent en un autre quartier. Les gens du pays m'asseu-
rerent que cela se faisoit toujours ainsi,
quand quelque accident extraordinaire
et violent ne détournoit point son cours
accoûtumé, qui est qu'à une certaine
heure du jour le vent s'éleve à un certain
rumb ; et quand le Soleil est parvenu à
un autre point, un autre vent se leve
et ainsi de main en main il change de
rumb jusques au Soleil couchant qui apporte toûjours le calme, si le temps est
beau ; et que le vent vient toûjours de
l'endroit du mont Viso, opposé au Soleil.
Et ils nous dirent aussi que le vent jour-
nalier est toûjours plus fort vers le bas
de la montagne, que vers le haut : dont
la raison est évidente : c'est que le mouvement naturel de tout corps (de mesme
que celuy des choses pesantes) s'augmente toujours en vitesse, à mesure qu'il
s'avance vers son centre : et ce, en nombre impair (comme Galilée l'a ingenieu-

sement démontré ; je l'ay aussi fait en quelque autre traité) c'est à dire, si dans le premier moment il s'avance d'une aûne, dans le second il s'avancera de trois aûnes, dans le troisiéme de cinq, dans le quatrieme de sept, et ainsi toûjours il continuë à s'augmenter en la mesme sorte : ce qui provient de la densité et de la figure du corps descendant, agissant sur la cessibilité du Medium. Et ces corpuscules qui causent le vent du mont Viso, sont denses et terrestres ; car la n eige estant composée de parties aquatiques et de parties terrestres unies ensemble par le froid, lors que la chaleur des rayons solaires les desunit et les separe, les visqueuses s'envolent avec eux, pendant que les terrestres (trop pesantes pour monter bien haut) tombent incontinent en bas. Cecy me fait souvenir d'une chose assez remarquable, qui m'arriva pendant que j'estois avec ma flotte dans le port de Scanderonne à Alexan-

drette, à l'extremité de la mer Mediter-
ranée. L'on descend là pour aller à Alep
et à Babylone. J'avois déjà fait ce que
je m'estois proposé de faire en ces mers:
j'estois venu à bout de tout mon dessein
avec heureux succez, et il m'importoit
de revenir en Angleterre le plûtost qu'il
me seroit possible ; et d'autant plus, que
tous mes Navires estoient demeurez fra-
cassez d'un combat que j'avois eu depuis
peu de jours en ce port, contre une puissance formidable, qui, bien que la vic-
toire me fust enfin demeurée, ne laissa
pourtant pas dans une si furieuse dispute,
de mettre ma flotte en grand desordre,
et de remplir mes vaisseaux d'hommes
blessez. Pour aviser donc de la route la
plus expediente pour venir au plutost en
un lieu où je pusse me reparer et estre
en seureté ; je fis assembler tous les Ca-
pitaines, les Pilotes et les Mariniers experimentez de ma flotte : et leur ayant
proposé mon dessein, tous unanimement

furent d'avis que le plus seur estoit de
descendre vers le Midy, et de costoyer
toute la Syrie, la Judée, l'Egypte et l'Af-
frique, et par ce moyen nous rendre à
l'emboucheure du détroit de Gibraltar :
et qu'allant ainsi proche de la terre, nous
aurions reglement toutes les nuits un
petit vent de terre (qu'ils appelloient une
brise) lequel nous feroit faire en peu de
temps nostre voyage ; et que nous ne se-
rions pas en si grand danger de rencon-
trer la flotte de France ny celle d'Espagne,
car l'Angleterre estoit alors en guerre
contre ces deux Royaumes, et nous avions
avis que ces flottes nous attendoient en
bon équipage sur les costes, pour se ven-
ger de ce que nous avions fait au prejudice de ces deux nations, pendant seize
mois que nous avions esté les maistres
en ces Mers.

Ce que nous avions raison de tascher
d'éviter (disoient-ils) puisque nous estions desormais plustost en estat d'em-

ployer ce qui nous restoit de forces à
rechercher en diligence quelque bon
port, où nous pussions en seureté reparer nos debris, que de nous hazarder à
de nouveaux combats; car on pouvoit
bien dire que nous n'en avions eu que
trop en un si long voyage. Mon opinion
estoit toute contraire à la leur. Je croyois
que nostre meilleur seroit de monter
vers le Septentrion et de cingler le long
de la coste de la Cilicie, de la Pamphy-
lie, la Lydie, la Natolie ou l'Asie Mi-
neure, traverser l'emboucheure de l'Ar-
chipelague, laisser la Mer Adriatique à
droite, passer par la Sicile, l'Italie, la Sar-
daigne, la Corsique, le Golfe de Lion, et
costoyer toute l'Espagne : leur remon-
trant que ce nous seroit une grande honte
de nous destourner de nostre meilleur
route, pour éviter la rencontre de nos
ennemis ; puis que nous n'estions venus
en ces quartiers, que pour les chercher
par tout où ils seroient : et que la pro-

tection dont Dieu par sa bonté avoit
daigné nous assister dans tant de combats en allant, nous estoit un sujet d'es-
perer avec joye une aussi bonne issuë
de ceux qui nous pourroient arriver en
retournant. Qu'il n'y avoit point de doute
que la route que je leur proposois ; con-
siderée simplement en soy, ne fust
sans comparaison la meilleure et la plus
expeditive pour sortir de la Mer Medi-
terranée et gagner l'Ocean : dautant
(leur disois-je) qu'encore que nous
ayons des brises de la terre pendant que
nous serons sur les côtes de Syrie et
d'Ægypte, nous n'en aurons point du
tout sur la coste de Lybie, où sont ces
affreux sables qu'on appelle les Syrtes,
qui sont d'une tres-grande étenduë :
cette coste-là n'ayant aucune humidité
(car il n'y croist ny arbre ny herbe ; et
il n'y a que des sables mouvans, qui
couvrirent et enterrèrent autrefois tout à
coup la puissante Armée du grand Roy

Cambises.) Or où il n'y a point d'humidité, le Soleil ne peut rien attirer pour en
former du vent. De sorte que nous ne
trouverons jamais-là (principalement
en Esté) d'autre vent que le regulier qui
a son cours de l'Occident, en l'Orient,
selon le cours du Soleil (le pere des
vents) si ce n'est quand il en vient d'extraordinaire, ou de la terre d'Italie, qui
est vers le Nord, ou du fonds de l'Æ-
thiopie, où sont les montagnes de la
Lune, et la source et les cataractes du
Nil. Mais alors si nous estions proches
des Syrtes, le vent d'Italie nous feroit
infailliblement faire naufrage. Je raison-
nois ainsi selon les causes naturelles,
pendant que ceux de mon Conseil de
guerre se tenoient fermes à leur experience. Ce qui fut cause que je ne vou-
lus rien faire contre le sentiment una-
nime de tous : car encore que la
disposition et resolution de toutes choses
dépendist absolument de moy, il me

sembloit neantmoins qu'on me pourroit justement accuser d'opiniâtreté et de temerité, si je voulois preferer mon avis seul à l'avis commun de tous les autres.

De sorte que nous prîmes cette route-là, et allâmes heureusement jusques aux Syrtes de Lybie. Mais en cet endroit, nos brises nous manquerent, et durant trente-sept jours nous n'eûmes pour tout vent que quelques Zephirs qui venoient du Ponant, où nous devions aller. Nous fûmes contraints de nous tenir à l'Ancre tout ce temps là, avec beaucoup d'apprehension que le vent ne nous vint avec bourasque du côté du Nord. Car cela arrivant, nous estions perdus; dautant que nos Ancres n'auroient pû tenir ferme dans ces sables mouvans; car sous l'eau ils sont de mesme nature que sur le sec; et ainsi nous aurions esté jettez sur cette coste et y aurions fait naufrage. Mais Dieu qui a voulu que j'eusse l'honneur de vous entretenir aujourd'huy, me

delivra de ce peril. Et au bout de trente
sept jours nous remarquâmes le cours
des nuées bien haut dans l'air qui venoit
du Sud-Est, au commencement assez
lentement, mais d'heure en heure, il
se hastoit et se pressoit de plus en plus :
de sorte qu'au bout de deux jours le
vent qui s'estoit formé bien loin de là
dans l'Ethiopie, arriva comme une grande
tempeste au lieu où nous estions ; et
nous mena bien-tost au lieu où nous
devions aller ; car à moins de venir avec
cette impetuosité et cette force, il se
seroit dissipé et perdu, avant que d'arriver au bout d'une si longue traite. De
ce discours nous pouvons conclure que
par tout où il y a du vent, il y a aussi des
petits corpuscules, ou atomes qui ont
esté attirez des corps qui sont aux lieux
d'où vient ce vent par la force du Soleil
et de la lumiere : et que ce vent n'est en
effet autre chose que de tels atomes
agitez et poussez quelque part avec

3

impetuosité. Et ainsi les vents se res-
sentent toûjours des lieux d'où ils
viennent ; comme s'ils viennent du
Midy, ils sont chauds ; s'ils sont Septen-
trionaux, ils sont froids ; si de la terre
seule, secs ; si de la marine, humides ; si
des lieux qui produisent des substances
odoriferentes, ils sont odoriferents, sains
et agreables ; comme l'on dit de ceux
qui viennent de l'Arabie heureuse qui
produit les épices, les parfums et les
gommes de bonne senteur ; et comme
celuy qui vient de Fontenay et Vaugi-
rard à Paris en la saison des Roses, qui
est tout parfumé ; au contraire ceux qui
viennent d'endroits puans comme des
lieux sulphureux de Pozzuolo, sentent
mauvais ; et ceux qui viennent de lieux
infectez, portent la contagion avec eux.

Mon troisiéme principe sera, Que l'air
est plein par tout de ces corpuscules ou
atomes : ou plûtost ce que nous appel-
lons nostre air, n'est autre chose qu'un

mélange et une confusion de semblables
atomes, où les parties aëriennes do-
minent. Il est notoire qu'il ne se trouve
point actuellement dans la nature aucun Element pur et sans mélange des
autres : car le feu externe, et la lumiere
agissans d'un costé, et le feu interne de
chaque corps poussant aussi de son costé,
font ce merveilleux mélange de toutes
choses en toutes choses. Dans cette
grande étendue où nous plaçons l'air il y a
un espace suffisant et une liberté assez
grande pour faire ce melange. L'experience aussi bien que la raison, nous
le confirme. J'ay veu des petits
vipereaux, nouvellement sortis des œufs
où ils estoient engendrez, et qui n'a-
voient pas un poulce de longueur, qui
aprés les avoir conservez dans une
grande cucurbite couverte d'un papier
lié à l'entour, afin que par nul accident
ils ne pussent sortir, mais pleins de petits trous d'épingle, afin que l'air y peust

entrer librement, se sont augmentez en substance et en quantité si prodigieusement en six, huit ou dix mois de temps, qu'il n'est pas croyable : et plus sensiblement durant la saison des Equinoxes, lors que l'air est plein de ces atomes etherez et balsamiques qui leur donnoient leur vertu balsamique et rajeunissante, qu'ils attirent puissamment. De là vient que le Cosmopolite a eu raison de dire que, *Est in aëre occultus vitæ cibus.* Ces petits viperes n'avoient que l'air seul pour se nourrir, et neantmoins avec cette viande subtile ils devinrent en moins d'un an longs de plus d'un pied, et gros, et pesans à proportion. Le Vitriol, le Salpestre, et quelques autres substances s'augmentent de mesme façon par l'attraction de l'air seulement. Il me souvient que pour quelque occasion il y a dix-sept ou dix-huit ans j'avois besoin d'une livre ou deux de bonne huile de tartre ; c'estoit à Paris, où je n'avois

point alors de laboratoire ny d'Operateur.
Je priay donc Monsieur Ferrier (homme
universellement connu par tous les curieux) de m'en faire, car il n'en avoit
point alors de faite ; mais la devant
faire exprés, et la calcination du tartre
se faisant aussi facilement de vingt livres
comme de deux, et sans presque augmenter la dépense, il en voulut faire en
mesme temps une plus grande quantité,
afin d'en avoir pour luy mesme. Quand
il me l'apporta, elle sentoit si fort l'eau
de rose, que je me plaignis de luy de ce
qu'il y avoit meslé de cette eau, veu que
je l'avois prié de la faire purement par
defaillance, ou exposition à l'air humide ;
car je croyois fermement qu'il eut dissout le sel de tartre dans l'eau de rose. Il
me jura qu'il n'y avoit meslé aucune liqueur, mais qu'il avoit laissé le tartre
calciné dans sa cave à dissoudre de soy
mesme : c'estoit en la saison des roses,
et il semble que l'air estant plein des

atomes qui se tirent des roses, et se changeant en eau par l'attraction puissante du sel de tartre, leur odeur se rendoit sensible au lieu où ils s'estoient amassez ensemble ; comme les rayons du Soleil bruslent, quand ils sont rassemblez par un miroir ardent. Il arriva encore une autre merveille touchant cette huile de tartre, qui pourra servir à prouver une proposition que nous n'avons pas encore touchée ; mais pour ne pas interrompre le fil de cette histoire, je vous la diray icy par avance : c'est que, comme la saison des roses se passoit, l'odeur d'eau de rose s'évanoüissoit aussi de cette huile ; en sorte que dans trois ou quatre mois elle fut tout-à-fait passée. Mais nous fusmes bien surpris, quand l'année suivante à la saison des roses, elle retourna aussi forte qu'auparavant ; et puis vers l'hyver elle se perdit encore ; et depuis elle a toujours gardé le mesme ordre. C'est pourquoy Monsieur Ferrier la garde comme rareté singuliere et je l'ay moy-mesme sentie chez luy l'Esté dernier. Nous avons à Londres une malheureuse et fascheuse confirmation de cette doctrine, car l'air y est plein de semblables atomes. La matiere dont on fait le feu en cette grande ville, est principalement de charbon de terre, qu'on fait venir de Neufcastel et d'Ecosse. Ce charbon contient en soy une grande quantité de sel volatile tres acre, qui estant emporté avec la fumée, se dissipe dans l'air et l'en remplit tout. Il en est tellement chargé, que quoy qu'on ne le voye pas, on s'apperçoit de ses effets ; il gaste les licts, les tapisseries, et les autres beaux meubles, s'ils sont de quelque couleur belle et éclatante : cet air fuligineux la rend ternie en peu de temps : si on ferme une chambre sans y entrer durant quelques mois, et qu'on veuille ensuite faire nettoyer tout ce qui y est, on verra une folle farine noire, qui

couvre tous ces meubles, comme on en
voit une blanche dans les moulins et aux
boutiques des boulangers, mesme elle
entre dans les coffres, et se voit bien ap-
paremment sur le linge ou le papier, et
sur semblables choses blanches qui y sont
enfermées ; car les rabats et les manchet-
tes s'y salissent plus en un jour, qu'en
dix en la campagne hors de l'estenduë de
cette fumée ; et on voit dans cette ville
au Printemps, quand les arbres sont fleu-
ris, toutes les fleurs blanches salies d'une
suye noire. Or comme cet air est ce que
les poulmons de tous les habitans attirent pour se rafraischir, il fait que le
flegme qu'on crache de la poitrine, est
tout noir et fuligineux, et l'acreté du sel
de cette suye y fait un effet tres-funeste ;
car il rend tous les habitans de cette ville
forts sujets aux inflammations, et à la fin
à l'ulceration des poulmons. Il est si
mordicant et corrosif, que si on met des
jambons, ou du bœuf, ou autre chair, à

fumer dans les cheminées, il les seche
tant et si-tost qu'il les gaste. Ceux donc
qui ont les poulmons foibles, s'en res-
sentent bientost, d'où vient que quasi la
moitié de ceux qui meurent à Londres,
meurent poulmoniques et phtisiques
crachant le sang continuellement de
leurs poulmons ulcerez. Au commencement de cette maladie, la guerison est bien
aisée. Il n'y a qu'à les envoyer en quelque
lieu où il y ait un bon air. La plus-part
vont à Paris, sçavoir ceux qui ont le
moyen de faire la dépense du voyage ; et
il recouvrent bien-tost leur santé parfaite.

La mesme chose, quoyque moins
fortement, arrive dans la Ville de Liege
ou de mesme qu'à Londres, le commun
peuple ne brûle que de ce charbon de
terre, qu'on appelle de la houille. Paris
mesme, quoyque l'air du païs y soit
tres-excellent, n'est pas tout-à-fait libre
de quelques incommoditez semblables.

3.

Les boües excessives et puantes de cette
vaste ville, meslent beaucoup de mauvais
alloy à la pureté de son air, le remplis-
sant par tout des atomes corrompus qui
en sortent, lesquels pourtant ne sont pas
si pernicieux que ceux de Londres. L'on
y remarque que la vaisselle d'argent la
plus nette et la plus polie, exposée à
l'air, devient en peu de temps livide et
sale : ce qui ne provient d'autre chose
que de ces atomes noirs (vraye couleur
de la putrefaction) qui s'y attachent ; et
plus le métail est poly et luisant, plus
ils sont visibles. Je connois une personne
de condition (il est fort de mes amis) qui
est logé en un endroit, où d'un costé de
la maison est une petite ruë qui n'est
habitée que de pauvres ménages, et où
il ne passe que tres-peu de charrettes et
jamais de carosses.

Les voisins du derriere de sa maison
n'estans gueres propres, vuident leurs
immondices au milieu de la ruë, qui par

ce moyen est toute chargée de monceaux
de boüe. Aprés un long-temps, les tom-
breaux qui sont ordonnez pour emportez
les boües par tout, viennent aussi là.
Quand ils remuent ces ordures fermen-
tées, vous ne pouvez vous imaginer
quelle puanteur et quelle infection se
fait sentir par tout. A l'instant les gens
de ce mien amy accourent pour couvrir
d'étoffe spongieuse et frizée, de laine ou
de cotton, sa vaisselle d'argent et ses
chenets, que ses servantes tiennent fort
propres et luisans : car sans cela, en un moment le tout seroit noir, comme s'il estoit
enduit d'une peau delicate d'encre. Rien
de cela toutefois ne se voit dedans l'air ;
mais ces experiences convainquent évidemment qu'il est plein partout de semblables atomes. Je ne puis m'empescher
d'adjoûter encore icy une autre experience, qui est que nous voyons par les
effets que les rayons de la Lune sont
froids et humides. Il est certain que ce

qui est lumineux de ces rayons vient du
Soleil, la Lune n'ayant point de lumiere
en soy, comme en fait foy son Eclipse
qui se fait lorsque la terre estant opposée
entr'elle et le Soleil, empesche qu'il ne
l'éclaire de sa lumiere ; et alors elle est
toute noire et obscure.

Les rayons donc qui viennent de la
Lune, sont ceux du Soleil, qui frappant
sur elle, sont refléchis jusqu'à nous, et
apportent des atomes de cet astre froid
et humide, qui participent de la source
d'où ils viennent. Si on leur expose donc
un miroir concave ou un bassin poly
qui les assemble, vous verrez qu'au lieu
que ceux du Soleil brûlent en semblable
conjoncture, ceux cy tout au contraire ra-
fraischissent et humectent notablement,
et même laissent sur le miroir une substance aquatique, visqueuse et gluante.
Il sembleroit que ce fust une chose vaine
de se laver les mains dans un bassin
d'argent bien poly, où l'on ne verroit

point d'eau ny autre chose que la reflexion des rayons de la Lune : et neantmoins, si on continuë à faire cela quelque espace de temps, on se trouvera les
mains toutes humides ; c'est mesme un
remede infaillible pour faire tomber les
porreaux des mains, quelque grand
nombre qu'il y en ait, pourveu qu'on le
reïtere plusieurs fois. Concluons donc
de tout ce discours, et de toutes ces experiences, que l'air est plein des atomes
qui s'attirent des corps par le moyen de
la lumiere qui en refléchit, ou qui en
sortent par la chaleur naturelle et inté-
rieure de ces mesmes corps qui les
chasse dehors. Il semblera peut-être impossible qu'il puisse y avoir une si
grande émanation de corpuscules, qui
soient tellement répandus dans l'air, et
soient emportez si loin par un flux continuel (pour le dire ainsi) sans que le
plus souvent le corps d'où ils viennent,
en souffre aucune diminution percep-

tible; car quelquefois elle est fort vi-
sible, comme dans l'évaporation de l'esprit de vin, du musque, et de semblables
substances volatiles. Mais cette objec-
tion sera nulle et les deux precedens
principes se rendront plus croyables,
quand nous en aurons posé un quatriéme, qui sera que tout corps pour
petit qu'il soit est divisible jusqu'à l'infiny. Non pas qu'il ait actuellement des
parties infinies (car le contraire de cela
se peut démontrer), mais qu'il se peut
toujours diviser et subdiviser en nouvelles parties, sans jamais parvenir à la
fin de sa division. Et c'est en ce sens
que nos Maîtres nous enseignent que la
quantité est infiniment divisible. Cecy
est evident à qui considerera profondément l'essence et la raison formelle de
la quantité, qui n'est autre chose que
divisibilité.

Mais parce que cette speculation est
fort subtile et Metaphysique, je me ser-

viray de quelques démonstrations Géométriques pour prouver cette verité, car elles s'accommodent mieux à l'imagination. Euclide nous enseigne par la dixiéme proposition de son sixiéme livre, que si on prend une ligne courte et une autre longue, et que la longue soit divisée en plusieurs parties égales entr'elles, la petite peut être divisée en autant de parties aussi égales entr'elles, et chacune de ces parties encore en autant d'autres, et chacune de ces dernieres en autant ; et ainsi toujours, sans jamais parvenir à ce qui ne peut plus estre divisé. Mais supposons (quoy qu'il soit impossible) qu'on puisse tant diviser et subdiviser une ligne qu'à la fin on parvienne à des indivisibles, et voyons ce qui en arrivera. Je dis donc que puisque la ligne se résout en indivisibles, elle en doit être composée. Voyons si cela se verifie. Pour cet effet je prends trois indivisibles, lesquels pour les distinguer,

soient A B et C, (car si trois millions
d'indivisibles font une longue ligne, trois
indivisibles en composeront une courte.)
Je les mets donc de rang. Premierement,
voila A posé, puis je mets B auprés de
luy, en sorte qu'ils se touchent : je dis
qu'il faut necessairement que B occupe
la mesme place que A ou qu'il n'occupe
pas la mesme. S'il occupe la mesme
place, les deux ensemble ne font point
d'extension : et par mesme raison ny 3,
ny 3,000 n'en feront point, mais tous
ces indivisibles s'uniront ensemble
et le résultat de tout ne sera qu'un
seul indivisible. Il faut donc que
n'étans pas tous deux en mesme place,
mais pour-tant se touchant l'un l'autre
une partie de B touche une partie
de A et l'autre partie ne le touche
pas. J'y ajoute donc l'indivisible C
dont une partie touchera la partie de
B qui ne touche point A, et par ce
moyen B est le copulant ou mediateur

entre A et C pour faire extension.
Pour faire cecy, vous voyez qu'il faut
admettre des parties en B et aussi dans
les deux autres, qui par votre supposition
sont tous indivisibles. Ce qui estant
absurde, la supposition est impossible.
Mais pour rendre la chose encore plus
claire, supposons que ces trois indivisibles font une extension et composent
une ligne : la proposition déjà citée d'Euclide démontre que cette ligne peut estre
divisée en trente parties égales, ou en autant qu'il vous plaira. De sorte qu'il faut
accorder que chacun de ces trois indivisibles peut estre divisé en dix parties ; ce
qui est contre la nature et la définition
d'un indivisible. Mais sans la diviser en
tant de parties, Euclide démontre par la
dixiéme proposition de son premier élément, que toute ligne se peut partager en
deux parties égales. Mais celle-cy estant
composée d'indivisibles de nombre impair, il faut que la partageant en deux,

il y ait un indivisible, plus d'un cosié
que de l'autre ; ou que celuy du milieu
soit partagé en deux moitiés. De sorte
que celuy qui nie que la quantité ne se
puisse diviser à l'infiny, s'embarrasse en
des absurditez et impossibilitez incom-
prehensibles : et au contraire, celuy qui
l'accorde ne trouvera point d'impossibi-
lité, ny d'inconvenient que les atomes
de tous les corps qui sont dans l'air, ne
puissent estre divisez, estendus et portez
à une merveilleuse distance. Nos sens
font foy en quelque façon. Il n'y a
aucun corps au monde (que nous sça-
chions) si compacte, si pesant, et si solide que l'or. Et neantmoins à quelle
étrange estendue et division ne se peut-il
point réduire ? Prenons une once de ce
metal massif ; ce ne sera qu'un bouton gros
comme le bout d'un de mes doigts. Un
batteur d'or fera mille feüilles ou davantage de cette seule once. La moitié d'une
de ces feüilles suffira à dorer toute la

surface d'un lingot d'argent de trois ou
quatre onces ; donnons ce lingot doré
à ceux qui preparent le fil d'or et d'argent pour en faire du passement, et
qu'ils le mettent dans leurs filieres pour
le tirer à la plus grande longueur et
subtilité qu'ils peuvent, ils pourront le
reduire à la grosseur d'un cheveu ; et
ainsi ce filet aura peut-estre un demy
quart de lieuë d'estenduë, et encore
davantage. Et en toute cette longueur,
il n'y aura pas l'espace d'un atome dans
la superficie qui ne soit couvert d'or.
Voilà une estrange et merveilleuse dilatation de cette demy-feuille. Faisons de
mesme de tout le reste de cet or battu.
Il est constant que par ce moyen, ce
petit bouton d'or peut estre tant estendu
qu'il arrivera de cette ville de Montpellier
à Paris, et pourra mesme passer au delà.
En combien de millions de millions
d'atomes ne se pourrait point couper
cette ligne dorée, par des ciseaux dé-

liez? Or il est aisé à comprendre que cette extension et divisibilité faite par des instrumens grossiers de martaux, de filieres, de ciseaux, n'est pas comparable à celle qui se fait par la lumiere et par les rayons du Soleil. Car il est certain que si cet or peut estre tiré à une si grande longueur par des roües et par des filieres de fer, quelques-unes de ces parties pourront aussi estre emportées par les coursiers aislez dont nous avons parlé tantost ; j'entens, par les rayons qui volent dans un moment depuis le Soleil jusques à la Terre. Si je n'apprehendois de vous ennuyer par ma longueur, je vous entretiendrois de l'étrange subtilité des corpuscules qui sortent du corps vivant, par le moyen desquels nos chiens d'Angleterre suivront à l'odorat, durant plusieurs lieuës la piste d'un homme ou d'une beste qui aura passé par là quelques heures auparavant ; et ainsi trouveront l'homme ou la beste qu'on cherche. Et non seulement cela, mais ils trouveront dans un grand monceau de pierres celle que cette personne aura touchée de sa main. Il faut que dessus la terre et sur cette pierre il s'attache quelques parties materielles du corps qui y a touché, et neantmoins ce corps ne se diminuë point sensiblement non plus que l'ambre gris et les peaux d'Espagne qui envoient hors d'eux leur odeur cent ans durant, sans diminuer ny en quantité, ny en odeur. En nostre païs, on a accoustumé de semer toute une campagne de mesme sorte de grains, sçavoir une année d'orge, l'année suivante de froment, la troisiéme de féves, et la quatriéme on laisse la terre en friche pour la fumer et pour la remettre en bon estat par l'attraction qu'elle fait de l'esprit vital qui est dans l'air ; et puis l'on recommence de nouveau par ce mesme ordre. Or, l'année qu'elle est

couverte de féves, ceux qui voyagent
pendant qu'elles sont en fleur, les sentent d'une fort grande distance, si le vent
est favorable. C'est une odeur suave,
mais fade, et à la longue déplaisante et
entestante. Mais l'odeur du Rosmarin
qui vient de la coste d'Espagne, va bien
plus loin. J'ay voyagé par Mer le long
de ces costes trois ou quatre fois, et j'ay
toûjours remarqué que les mariniers
sçavent quand ils sont à trente ou quarante lieuës de ce continent (je ne me
souviens pas exactement de la distance),
ils ont cette connoissance par l'odeur
vive de Rosmarin qui en vient. Je l'ay
senti moy-mesme aussi fort que si
j'eusse eu une branche de Rosmarin dans
la main, et cela nous est arrivé deux ou
trois jours auparavant que nous pussions
découvrir la terre : il est vray que le vent
estoit contraire. Quelques histoires nous
marquent que des vautours sont venus
de deux ou trois cents lieuës à l'odeur

des charognes des corps morts qui
estoient restez sur la terre, aprés une
sanglante bataille. Et l'on sçavoit que
ces vautours estoient venus de si loin,
parce qu'il n'y avoit point de ce genre
d'oyseaux plus près. Ils ont l'odorat
tres-vif, et il faut que les atomes pourris et puans de ces corps morts, ayent
esté emportez dans l'air aussi loin que
cela; et que ces oyseaux ayant une fois
attrappé cette odeur, l'ayent suivie jusques à sa source dautant qu'elle est
plus forte, à mesure qu'elle est plus
proche. Nous finirons icy ce que nous
avions à dire touchant la grande estenduë des corpuscules qui sortans par le
moyen du Soleil et de la lumiere de tous
les corps composez des quatre élemens,
remplissent l'air et sont emportez à une
distance merveilleuse du lieu et du
corps dont ils ont leur source et leur
origine. La preuve et l'explication
desquelles choses a esté jusqu'icy le

but et la visée de tout mon discours.

Maintenant, Messieurs, il faut s'il vous plaist, que je vous fasse voir que ces corpuscules qui remplissent et composent l'air, sont quelquefois attirez par une route tout à fait differente de celle que leurs premieres causes universelles leur devoient faire tenir. Et ce sera notre cinquiéme Principe. On peut remarquer dans le cours et dans l'œconomie de la nature, plusieurs sortes d'Attractions, comme celle qui se fait par Suction, par laquelle j'ay veu une balle de plomb au fond d'un long fusil exactement travaillé, suivre l'air, qu'une personne sucçoit à l'embouchure du canon, avec une telle impetuosité et roideur, qu'elle lui cassa les dents. L'attraction de l'eau ou du vin qui se fait par un Scyphon, est semblable à celle-cy : par son moyen on fait passer une liqueur d'un vase dans un autre sans la troubler et sans en faire monter les feces. Il y a une autre sorte d'attraction qui s'appelle magnetique, par laquelle l'aymant attire le fer. Une autre Electrique, quand le Carabé, ou le Jayet attire la paille. Une autre de la flâme, quand la fumée d'une chandelle éteinte attire la flâme d'une brulante, et la fait descendre pour allumer celle qui est éteinte. Une autre est de Filtration, quand un corps humide monte par un autre corps sec, ou que le contraire se fait. Et enfin quand le feu ou quelque chose chaude attire l'air et ce qui est meslé avec luy.

Nous parlerons seulement icy des deux dernieres especes d'attraction. J'ay assez expliqué les autres en un autre lieu. La Filtration pourra sembler à celuy qui ne la considere pas assez attentivement, et qui n'en examine pas toutes les circonstances, une merveille cachée de la nature ; et une personne d'un raisonnement mediocre et limité, l'attribüera à

4

quelque vertu et propriété occulte, et se
persuadera que dans le filtre il y a une
secrette sympathie qui fait monter l'eau
contre sa nature : mais celuy qui l'exa-
minera comme il faut observant tout
ce qui s'y fait, sans omettre aucune circonstance, il verra qu'il n'y a rien de
plus naturel, et qu'il est impossible qu'il
arrive autrement. Et il faut faire le
mesme jugement de tous les plus pro-
fonds mysteres et des secrets les plus ca-
chés de la Nature, si on prenait peine
de les découvrir, et si on les examinoit
comme il faut. Voicy donc comment la
filtration se fait: on met une longue
languette de drap ou de cotton, ou de
quelque matiere spongieuse, dans une
terrine d'eau ou d'autre liqueur, laissant
pendre par-dessus le bord de la terrine,
une bonne partie de la languette. Et l'on
voit bien-tost monter l'eau par le drap,
et passer par dessus le bord du vaisseau
et degoutter par le bout d'en bas de la

languette, sur la terre ou dans quelque vaisseau.

Et les jardiniers se servent mesme de cette methode, pour arroser en Esté peu à peu leurs fleurs ou jeunes plantes : comme aussi les Apotiquaires et Chymistes, pour separer les liqueurs de leurs feces ou residences. Pour comprendre les raisons de ce que l'eau monte ainsi, regardons de prés et en détail tout ce qui s'y fait. La partie du drap qui est dans l'eau, devient moüillée, c'est-à-dire reçoit et imbibe l'eau parmy ses parties premierement seches et spongieuses. Ce drap s'enfle et se gonfle en recevant l'eau ; car deux corps joints ensemble, demandent plus de place que ne feroit l'un d'iceux s'il estoit seul. Considerons cette enflure et extension augmentée dans le dernier filet de ceux qui touchent l'eau, à sçavoir en celuy qui est en superficie ; lequel, pour estre distingué des autres, soit marqué par les deux bout (comme une ligne) et soit A. B. et le filet qui suit immediatement et est au-dessus de luy, soit C. D. et ¹e suivant E. F. puis G. H. et ainsi jusques à l'extremité de la languette. Je dis donc que le filet A. B. se dilatant et grossissant par le moyen de l'eau qui entre dans ses fibres, s'approche peu à peu du filet C. D. qui est encore sec, parce qu'il ne touche pas l'eau. Mais quand A. B. est tellement grossi et enflé par l'eau qui y entre, qu'il remplit tout le vuide et toute la distance qui estoit entre luy et C. D. et que mesme il presse contre C. D. à cause de son extension plus grande que n'estoit l'espace comprise entr'eux deux ; alors il moüille C. D. pource que le filet A. B. estant comprimé, la partie exterieure de l'eau qui estoit en luy venant à estre poussée sur C. D. y cherche place, et entre dans ses fibres, et les moüille tout de mesme comme au commencement sa partie

exterieure et plus élevée estoit elle-mesme
devenuë moüillée. C. D. estant ainsi
moüillé, se dilatera comme a fait A. B.
et par consequent pressant contre E. F.
il ne peut manquer de fairc le mesme
effet en luy, qui l'avoit precedemment
receu en soy par l'enflure et dilatation
d'A. B. et ainsi de main en main
chaque fil moüille son voisin jusques au
dernier filet de la languette. Et il ne faut
point craindre que la continuité de l'eau
se rompe en montant cette échelle de
cordes, n'y qu'elle recule en arriere, car
ces échelons si aisez à grimper, lui rendent la montée fort facile ; et les fibres lai-
neuses de chaque fil semble quasi luy tendre la main à chaque marche pour l'aider
à monter aisément. Et ainsi la facilité
d'aller contremont jointe à la fluidité de
l'eau et à la nature de la quantité qui tend
toujours à l'unité des substances et des
corps qu'elle revest, lorsqu'il n'y a pas
quelque cause plus puissante pour la

rompre et diviser, fait que cette eau se
tient tout d'une piece, et passe par dessus le bord de la terrine : aprés quoy,
son voyage est encore plus aisé : car elle
va son penchant naturel en descendant
toujours en bas, et si le bout de la languette pend plus bas, hors de la terrine,
que n'est la superficie de l'eau dans la
terrine, l'eau degoutte en terre, ou dans
quelque vaisseau soûmis : comme nous
voyons qu'une corde pesante estant pen-
due sur une poulie, le bout qui est le
plus long et le plus pesant, tombe à
terre et enleve l'autre plus court et plus
léger, le faisant passer par dessus la
poulie. Mais si le bout exterieur de la
languette et qui est hors de la terrine,
estoit horizontal avec la superficie de
l'eau, et ne pendoit pas plus bas qu'i-
celle, l'eau se tiendroit immobile comme
deux bassins d'une balance où il y auroit égal poids en chacun d'eux. Et si
l'on vuidoit de l'eau qui est dans la ter-

rine en telle sorte que sa superficie devint plus basse, que la pointe de la languette ; en ce cas-là l'eau montante estant devenuë plus pesante que la
descendente de l'autre costé hors de la
terrine, elle rappelleroit celle qui estoit
déja sortie et preste à tomber, et la feroit rebrousser chemin, et tourner en
arriere sur ses pas, et rentrer dans la
terrine pour se remesler à l'eau qui y
est. Vous voyez donc tout ce mystere
qui d'abord estoit si surprenant, dé-
ployé et rendu aussi familier et naturel
que de voir une pierre tomber d'en-haut ;
il est vray que pour en faire la démon-
stration avec une rigueur exacte et com-
plette, il y faudrait ajoûter encore quelque
autre circonstance ; ce que j'ay fait au
long en quelqu'autre discours, où j'ay
traitté cette matiere exprés. Mais ce que j'en
viens de dire, suffit en cette occasion, pour
donner quelque teinture du moyen par
lequel cette Attraction si celebre se fait.

L'Autre Attraction qui se fait par le feu, lequel attire l'air ambient, avec les corpuscules qui sont dans l'air, va de cette sorte. Le feu agissant selon sa nature (qui est de pousser une continuelle riviere ou exhalaison de ses parties, du centre à la circonference, et hors de sa source) emporte quant et soy l'air qui luy est adjoint et attaché aux costez ; comme l'eau d'une riviere entraine avec soy de la terre du canal ou lit par lequel elle coule. Car l'air estant humide, et le feu sec, ils ne peuvent moins faire que de s'attacher et se coller l'un à l'autre. Or il faut qu'un nouvel air vienne des lieux circonvoisins, pour remplir la place de celuy qui est emporté par le feu ; car autrement il y auroit du vuide en cet entre-deux ; ce que la nature abhorre. Ce nouvel air ne demeure gueres en la place qu'il vient remplir ; car le feu qui est en un continuel courant et émanation de ses parties, l'emporte aussi-

tost avec luy, et attire ce nouvel air : et
ainsi il se forme un constant et continuel courant d'air, tant que l'action de
feu continuë. Nous voyons journelle-
ment l'experience de tout cecy. Car si
on fait bon feu dans une chambre, il at
tire l'air par la porte et par les fenestres :
lesquelles si l'on ferme, mais que neantmoins il y ait quelque fente ou crevasse
par où l'air puisse entrer, en s'appro-
chant d'icelle, on entendra un bruit et
sifflement que l'air fait en se pressant
pour y rentrer (qui est la mesme cause
qui produit le son des orgues et des fla-
geolets) et qui se tiendroit entre ces
fentes et le feu, il sentiroit une impetuosité de ce vent artificiel qui le morfon-
droit et geleroit du costé où il frappe,
pendant qu'il se brûleroi de l'autre
costé qui est devers le feu ; et une chandelle de cire tenuë en ce courant de
vent, se fonderoit et se gâteroit par sa
flâme soufflée contre la cire, en un quart

d'heure, laquelle chandelle estant en lieu calme où sa flâme puisse monter tout droit, dureroit quatre heures à brûler.

Mais s'il n'y a point de passage par où l'air puisse entrer dans la chambre, alors une partie de la vapeur du bois qui se devroit convertir en flâme et monter par la cheminée, descend contre sa nature (pour suppléer au défaut de l'air) dans cette chambre, et la remplit de fumée ; et à la fin le feu s'étouffe et s'éteint à faute d'air. De là vient que les Chimistes ont raison de dire que l'air est la vie du feu, aussi bien que des animaux. Mais si l'on met un bassin ou sceau d'eau devant le feu sur le foyer, il n'y aura point de fumée dans la chambre, encore qu'elle soit si bien fermée, qu'il n'y puisse point entrer d'air. Car le feu attire des parties de cette eau (estant une substance liquide et aisée à émouvoir et remuër de sa place) lesquelles se rarefient en air et font par ce moyen la fonction de l'air. Tout cecy se voit plus évidemment, si la chambre est petite : car alors l'air qui y est compris, est plûtost enlevé et emporté. Et c'est à cause de cette attraction que l'on fait de grands feux aux chambres où il y a eu dès meubles ou des gens pestiferez, pour les desinfecter, car cette inondation d'air qui y est attiré par le feu, balaye les murailles, le plancher, et tous les endroits de la chambre, et détache les corpuscules pourris, actes, corrosifs et veneneux qui sont les infections qui s'y tenoient attachées, et les attire dans le feu, où ils sont en partie brûlez, et en partie emportez par la cheminée, avec les atomes du mesme feu, et de la fumée qui en sort. C'est par ce moyen que le grand Hypocrate (qui penetroit si avant dans la Nature) desinfecta et guerit de la peste une province ou région entiere, y faisant faire par tout de grands feux.

Or cette maniere d'Attraction se fait
non seulement par le feu simple, mais
aussi par ce qui en participe ; c'est à
dire par les substances chaudes. Et ce
qui est la raison et la cause de l'une,
l'est aussi pareillement de l'autre. Car les
esprits ou parties ignées s'évaporans
de telle substance ou corps chaud,
emportent quant et eux l'air adjacent,
qui doit necessairement estre nourry
par un autre air, ou par quelque matiere qui tienne lieu de l'air comme
nous avons dit du bassin ou sceau d'eau
mis devant le feu pour empécher la fumée. C'est sur ce fondement que les Medecins ordonnent l'application chaude
des pigeons, ou jeunes chiens, ou autres
animaux chauds aux plantes des pieds,
ou pouls des mains, ou à l'estomach ou
nombril de leurs malades, pour tirer
hors de leurs corps des vents ou mauvaises vapeurs qui les infectent. Et en
temps de peste et d'infection universelle

de l'air, on tuë les pigeons, les chats, les chiens, et semblables animaux chauds, qui font continuellement une grande transpiration et évaporation d'esprits, parce que l'air, par l'attraction qui se fait, prenant la place des esprits qui sont sortis en cette evaporation, les atomes pestiferez et infects qui sont épars dans l'air, et qui viennent avec luy, s'attachent à leurs plumes, leur poil, ou leurs fourures. Et pour cette mesme raison, nous voyons que le pain venant tout chaud du four, attire à soyt la mousse de la futaille (qui gaste le vin) si on le met ainsi chaud sur le bondon ; et que les oignons et semblables corps fort chauds qui exhalent continuellement leurs parties ignées (ce qui se connoist par la force de leur odeur) deviennent entachez de l'infection de l'air si on les y expose : qui est un des signes pour reconnoistre si toute la masse de l'air est universellement infectée. Et

l'on peut reduire à ce chef, la grande
attraction de l'air qui se fait par les
corps calcinez, et particulierement par
le tartre rendu tout igné par l'extrême
action du feu sur luy, qui s'y amasse et
se corporifie parmy son sel. Car j'ai remarqué qu'il attire à soy neuf fois plus
pesant d'air, que ce qu'il pese luy-
mesme. Car si vous exposez à l'air une
livre de sel de tartre bien calciné et brûlé,
il vous rendra dix livres de bonne huile
de tartre, attirant et corporisant ainsi
l'air qui l'entoure, et ce qui est meslé
parmy l'air : comme il arriva à l'huile
de tartre de Monsieur Ferrier, dont
j'ay parlé cy-devant. Mais il me semble
que tout cecy est peu, au prix de l'attraction de l'air qui se faisoit par le
corps d'une certaine Religieuse à Rome,
dont Petrus Servius, Medecin du Pape
Urbain huitiéme, fait mention dans un
livre qu'il a publié touchant les accidens
merveilleux qu'il a remarqués en son

temps. A moins d'un tel garand, je n'o-
serois pas produire cette histoire ; encore que la Religieuse me l'ait confirmée
elle-mesme, et que bon nombre de
Docteurs de la Faculté de Médecine de
Rome me l'ayent aussi asseurée. C'estoit
une Religieuse qui par excès de jeusnes,
de veilles et d'Oraisons mentales, s'estoit tellement échauffé le corps, qu'il
sembloit qu'elle fût toute en feu, et que
ses os estoient tous dessechez et calcinez. Cette chaleur donc, ce feu interne,
attirant l'air puissamment; cet air se
corporifioit tout dans son corps, comme
il fait dans le sel de tartre : et les passages y estant tous ouverts, il aboutis-
soit de tous costez là où est l'égoust des
serositez du corps, qui est la vessie, et
de là elle le rendoit en eau par les urines,
et ce en une quantité incroyable : car
elle rendit durant quelques semaines,
plus de deux cens livres d'eau toutes les
24 heures. Avec cet illustre exemple je

mettray fin aux experiences que j'ay
avancées pour prouver et expliquer l'attraction qui se fait de l'air par les corps
chauds et ignez qui sont de la nature
du feu.

Mon sixiéme Principe sera, que quand
le feu ou quelque corps chaud attire
l'air, et ce qui est dans l'air ; s'il arrive
qu'il se trouve dans cet air des atomes
dispersez qui soient de semblable nature au corps qui les attire, l'attraction
de tels atomes se fait bien plus puissamment que s'il n'y avoit que des corps de
differente nature : et ces atomes s'arrestent, s'attachent et se meslent volontiers
avec ce corps : la raison de cecy est la
ressemblance et convenance qu'ils ont
de l'un avec l'autre. Si je n'expliquois
pas en quoy consiste, et ce que veut dire
cette ressemblance et convenance ; je
m'exposerois à pareille censure et blasme
que celle dont j'ay taxé au commencement de mon discours ceux qui parlent

vulgairement et à la legere de la Poudre
de Sympathie, et de semblables merveilles de la nature. Mais quand j'auray
éclaircy ce que je veux dire par telle con -
venance et ressemblance, j'espere que
vous serez entierement satisfaits. Je
pourrois vous faire voir qu'il se trouve
plusieurs sortes de ressemblances,
qui causent union parmy les corps :
mais je me contenteray de parler icy
seulement de trois des plus notables. La
premiere ressemblance sera touchant le
poids, par laquelle les corps de mesme
degré de pesanteur s'assemblent en-·
semble. La raison de cela est évidente ;
car si un corps estoit plus leger, il oc-
cuperoit une situation plus haute que
l'autre moins leger ; comme au contraire
si un corps estoit plus pesant, il descen-
droit plus bas qu'un moins pesant. Mais
ayant mesme degré de pesanteur, il se
tiennent fort bien ensemble dans un
mesme équilibre, comme l'on peut voir

à l'œil en cette gentille experience que quelques curieux produisent, pour donner à entendre comment les quatre Elemens sont situez l'un par dessus l'autre selon leur poids ou pesanteur. Ils mettent dans une fiolle de l'esprit de vin teint de couleur rouge, pour representer le feu ; de l'esprit de terebenthine teint en bleu, pour l'air : de l'eau commune teinte en vert, pour représenter l'élément de l'eau : et de l'émail en poudre, ou de la limaille de quelque metail solide, pour tenir lieu de la terre. Vous les voyez l'un sur l'autre, sans aucun melange. Et si vous les brouillez soudainement ensemble par quelque violente agitation, voilà un vray Chaos, une confusion telle qu'il semble qu'il n'y ait aucuns des atomes de ces corps qui ne soient pesle-mesle sans aucun rang. Mais cessez cette agitation, et vous voyez incontinent après chacune de ces quatre substances aller en son lieu naturel, rappellant et unissant tous leurs atomes en une masse d'un ordre fort distinct, de sorte que l'on n'y voit plus le moindre meslange possible.

La seconde ressemblance des corps qui s'entre attirent et s'unissent, est de ceux qui sont de semblables degrez de rareté et densité. La nature et l'effet de la quantité, est de reduire à l'unité toutes les choses esquelles elle se trouve, si ce n'est que quelqu'autre puissance plus forte (comme de differentes formes substantielles qui la multiplient), ne l'empeschent. Et la raison de cela est évidente : car l'essence de la quantité est la divisibilité ou une capacité à estre divisée qui vaut autant comme qui diroit estre faite plusieurs ; d'où il s'en suit que d'elle-mesme elle n'est pas plusieurs : elle est donc d'elle-mesme et de sa nature, une extension continuë. Puis donc que la nature de la quantité en general tend à unité et continuité ;

il faut que les premieres differences de
la quantité, qui sont la rareté et la den .
sité, produisent un semblable effet d'u-
nité et de continuité ès corps qui con-
viennent en mesme degré d'icelles. Pour
preuve de quoy, nous voyons que l'eau
s'unit et s'incorpore aisément et fortement à l'eau, l'huile à l'huile, l'esprit-
de-vin à l'esprit-de-vin, le vif-argent au
vif-argent ; mais difficilement l'huile et
l'eau se peuvent-elles unir ; ny aussi le
mercure à l'esprit-de-vin, et autre corps
de dissemblable densité et tenuité. La
troisiéme ressemblance des corps qui
les unit et les fait se tenir fortement ensemble, est celle de la figure. Je ne veux
pas icy me servir de l'ingenieuse pensée de ce grand personnage, qui veut
que la continuité des corps resulte de
quelques petits accrochemens qui les
tiennent ensemble, et qui sont differens
aux corps de differente nature. Mais
pour ne m'étendre pas trop diffusément

en chaque particularité (j'apprehende que je ne l'aye déja trop fait) je diray seulement en gros comme chose évidente, que chaque sorte de corps affecte une figure particuliere. Nous le voyons clairement parmy les differentes sortes de sel. Pilez-les separement, dissolvez, coagulez et changez-les tant qu'il vous plaira, ils reviennent toujours aprés chaque dissolution et coagulation à leur figure naturelle, et chaque atome du mesme sel, affecte toûjours la mesme figure. Le sel commun se forme toujours en cubes à faces quarrées. Le sel nitre en colonnes à six faces. Le sel ammoniac en hexagone à six pointes, de mesme que la neige est sexangulaire. Le sel d'urine en pentagone : à quoy Monsieur Davisson attribuë la figure pentagonaire de chacune des pierres qui se trouverent en la Vessie de Monsieur Pelletiér, au nombre de plus de quatre-vingt. Car la mesme cause efficiente im-

médiate, qui est la Vessie, avait im-
primé son action et dans ces pierres et
dans le sel de l'urine. Et ainsi de
plusieurs autres sels. Les Distil-
lateurs ont remarqué que s'ils rever-
sent sur la teste morte de quelque distillation, l'eau qui en a esté distillée, elle
s'y imbibe, et s'y reünit incontinent : au
lieu que si vous y versez quelque autre
eau, elle surnage, et a grande peine de
s'y incorporer. La raison est que cette
eau distillée, qui semble un corps ho-
mogene, est pourtant composé de corpuscules de differentes natures, et par
consequent de differentes figures (comme
les Chymistes le montrent à l'œil) et ces
atomes estant chassez par l'action du feu
hors de leurs chambres, et comme des lits
qui leur estoient appropriez avecune tres
exacte justesse, quand ils reviennent à
leurs anciennes habitations, c'est à dire
à ces portes qu'ils ont laissé vuides dans
les testes mortes, .ls s'y accommodent,

en se joignant amiablement, et se com-
mensurent ensemble. Et le mesme arrive quand il pleut après une grande se -
cheresse; car la terre boit incontinent
cette eau qui en avoit esté attirée par le
Soleil : au lieu que toute autre liqueur
estrangere n'y entreroit qu'avec difficulté. Or qu'il y ait des pores de differentes figures dans des corps qui sem-
blent estre homogenes, Monsieur Gas-
sendi l'affirme, et tasche de le prouver
par la dissolution des sels de differentes
figures dans l'eau commune. Quand (dit-
il, ou à cet effet) vous y aurez dissout
du sel commun autant qu'elle en peut
prendre, supposons par exemple une
livre ; si vous y en mettez encore un
scrupule seulement, elle le laissera entier au fond, comme si c'estoit du sable
ou du plastre ; neantmoins elle dissoudra
encore une bonne quantité de sel nitre.
Et quand elle ne touchera plus à ce sel,
elle dissoudra autant de sel ammoniac ;

et ainsi d'autres sels de differentes figures. Quoy que c'en soit de la verité de
ce particulier (que j'ay examiné en quelqu'autre endroit) nous voyons que par
l'œconomie de la nature, les corps qui
possedent semblables figures, se meslent plus facilement, et s'unissent plus
fortement. Qui est la raison pourquoy
ceux qui font de la colleforte pour re-
coller les vases rompus de porcelaine, ou
de cristal, ou semblables matieres, meslent toujours parmy leur colle de la
poudre de semblable corps qu'est celuy
qu'ils veulent raccommoder. Et les
Orfevres mesmes quand ils veulent sou-
der ensemble des pièces d'or ou d'argent, meslent toûjours semblables métaux dans leurs soudures.

Ayant ainsi parcouru les raisons et
causes pourquoy les corps de semblable
nature s'attirent plus puissamment que
les autres, et pourquoy ils s'unissent
plus promptement et plus fortement en-

semble ; voyons selon nostre Methode, comment l'experience confirme mon raisonnement : car aux choses physiques, il se faut rapporter en dernier ressort à l'experience ; et tout discours qui n'est pas soutenu par là, doit estre repudié, ou au moins soupçonné pour illegitime. C'est une pratique ordinaire, que quand un homme s'est brûlé, par exemple la main, il la tient quelque espace de temps au feu ; et par ce moyen, les corps ou atomes ignez du feu de la main se mélans, et s'attirans les uns les autres, et les plus forts (qui sont ceux du feu) l'emportant par dessus les autres, la main se trouve beaucoup soulagée de l'inflammation qu'elle souffroit. C'est un remede ordinaire (quoy que fascheux mais pour un mal plus fascheux) que ceux qui ont l'haleine mauvaise tiennent la bouche ouverte à l'embouchure d'un privé, le plus qu'ils peuvent, et par la reïteration de ce remede, ils se trouvent

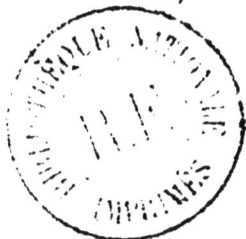

5

enfin gueris, la grande puanteur du
privé attirant à soy et emportant la
moindre, qui est celle de la bouche.
Ceux qui ont esté mordus ou piquez d'un
vipere ou d'un scorpion, tiennent sur la
piqueure un scorpion, ou une teste de
vipere ecrasée, et par ce moyen le poison
qui par une espece de filtration s'avançoit pour gagner le cœur, retourne en
arriere sur ses pas, et revient à sa principale source, où il y en a plus grande
quantité, et laisse la partie blessée entierement delivrée de ce venin. En temps
de peste l'on porte autour de soy de la
poudre des crapaux, ou mesme un crapaut ou araignée vive (enfermée en quelque vaisseau commode) ou de l'arsenic,
ou quelque autre semblable substance
venimeuse ; laquelle attire à soy l'infection de l'air, qui autrement pourroit in-
fecter la personne qui la porte. Et
cette mesme poudre de crapaux attire
aussi à soy tout le poison d'un charbon

pestilentiel. Le farcin est une humeur venimeuse et contagieuse dans le corps d'un cheval ; pendez-lui un crapaut autour du col dans un sachet, et il sera guery infailliblement ; le crapaut qui est le plus grand venin attirant à soy le venin qui est dans le cheval.

Faites evaporer de l'eau dans une estuve ou autre chambre bien fermée ; s'il n'y a rien qui attire cette vapeur, elle s'attachera partout aux murailles de l'estuve, et à mesure qu'elle se refroidit, se recondense là en eau : mais si vous mettez un bassin ou sceau plein d'eau en quelque endroit de l'estuve, il attirera à soy toute la vapeur qui remplissoit la chambre, en sorte qu'aprés cela, on n'y trouvera rien de moüillé. Si vous distillez du mercure (qui se resolvant en fumée, passe dans le recipient) mettez-en un peu dans la rigolle de la chappe, et tout le Mercure de l'alambic s'amassera là, et rien ne passera dans le recipient. Si vous

distillez l'esprit de sel ou de vitriol, ou
le baume de souffre, et laissez le passage
libre entre l'esprit et la teste morte, d'où
il est sorty, les esprits retourneront à la
teste morte, qui estant fixe et ne pouvant monter, les attire à soy. En nostre
païs (et je crois que c'est le mesme icy)
l'on fait provision pour toute l'année
de pastez de Cerfs et de Dains, en la saison que leur chair est meilleure et plus
savoureuse, qui est durant le mois de
Juillet, et Aoust; l'on les cuit dans des
pots de terre, ou crouste dure de seigle,
apres les avoir bien assaisonnez d'epices
et de sel; et estans froids, on les couvre
six doigts de hauts de beurre frais fondu,
pour empêcher que l'air ne les entame.
On remarque pourtant, toutes les diligences qu'on peut faire, que quand les
bestes vivantes qui sont de mesme nature et espece sont en Rut, la chair qui
est dans ces pots s'en ressent puissamment, est grandemment alterée, et a le

goust fort, à cause de ces esprits bou-
quains qui sortent en cette saison des
bestes vivantes, et sont attirez par la
chair morte de leur mesme nature. Et
alors on a la peine d'empescher que cette
chair ne se gâte. Mais cette saison estant passée, il n'y a plus de danger pour
tout le reste de l'année. Les marchands
de vin remarquent en ce païs-cy et
par tout où il y a du vin, qu'en
la saison que les vignes sont en
fleur, le vin qui est dans la cave fait
une fermentation, et pousse une petite
lie blanche (qu'il me semble qu'on appelle la mere) à la superficie du vin ;
lequel est en desordre jusques à ce que
les fleurs des vignes soient tombées ; et
alors cette agitation ou fermentation s'estant appaisée, tout le vin revient en l'estat où il estoit auparavant. Et ce n'est
pas d'aujourd'huy seulement qu'on a
fait cette remarque : car (pour ne rien
dire de plusieurs autres qui en parlent)

Saint-Éphrem le Syrien, dans son dernier Testament (il y a prés de treize cens
ans) rapporte cette mesme circonstance
du vin, qui souffre une agitation et fermentation dans le tonneau à mesme
temps que les vignes exhalent leurs esprits à la campagne : et se sert ainsi d'un
pareil exemple des oignons secs qui ger-
ment dans le grenier, quand ceux qui
sont semez dans le jardin commencent
à sortir de la terre et embaûmer l'air de
leurs esprits. Voulant indiquer par tels
exemples connus de la nature, la communication qui est entre les personnes vivantes et les âmes des morts. C'est que
ces esprits vineux qui émanent des fleurs
remplissent l'air de tous costez (comme
les esprits du Rosmarin d'Espagne dont
nous parlions tantost) ils sont attirez
dans les tonneaux par le vin qui leur
tient lieu de source, et qui a abondance
de semblables esprits. Et ces nouveaux
esprits volatiles survenans, excitent les

esprits les plus fixes du vin, et y causent
une fermentation, comme si on y versoit
du vin doux ou du vin nouveau. Car en
toute fermentation il se fait une separa-
tion des parties terrestres, et des parties
huilleuses, qui se rejettent hors des parties essentielles ; et ainsi les plus legeres
montent à la superficie, et les plus pesantes deviennent en lie tartareuse qui
tombe au fonds. Mais si en cette saison
l'on n'a pas assez de soin de garder le
vin dans un lieu propre et bien temperé,
et de tenir les vaisseaux pleins et bien
bouchez, et faire les autres diligences
qui sont ordinaires aux Tonneliers ; l'on
court risque de voir le vin s'empirer
beaucoup : parce que ces esprits volatiles venant à s'évaporer, ils emportent
avec eux les esprits du vin qu'ils ont excitez et avec lesquels ils se sont
meslez. Tout de mesme que l'huile
de tartre de Monsieur Ferrier. attirant
les esprits volatiles des roses répandus

dans l'air en leur saison, souffroit une
nouvelle fermentation et faisoit tous les
ans une nouvelle attraction de semblables esprits, à cause de l'affinité que
cette huile avoit contractée avec ces esprits en sa premiere naissance ; et puis
apres en estoit privé, comme la saison
se passoit. Et c'est pour cette mesme
raison qu'une nappe ou serviette, tachée
d'une meure ou de vin rouge, est aisement nettoyée en la lavant à la saison
que ces plantes fleurissent ; au lieu qu'à
tout autre temps ces taches ne cedent
point à la lessive, mais ce n'est pas seulement en France et aux lieux où les
vignes sont proches du vin que cette
fermentation se fait. En Angleterre, où
nous n'avons pas assez de vignes pour
en faire du vin, la mesme chose s'ob-
serve, et encore quelque particularité
davantage. Quoy qu'on ne fasse pas de
vin en notre païs, nous en avons pourtant en tres grande abondance qui s'y

apporte de dehors. Il en vient principalement de trois endroits, des Canaries
d'Espagne et de Gascogne. Or ces re-
gions estans en differens climats et degrez de latitude et par consequent l'une
plus chaude que l'autre, et où les mesmes arbres et plantes fleurissent plutost les unes que les autres, il arrive que
cette fermentation de nos differens vins
s'avance plus ou moins, selon que les
vignes dont ils proviennent fleurissent
piûtost ou plus tard en leur païs, estant
conforme à la raison que chaque vin attire plus volontiers les esprits des vignes
dont il provient que des autres. Je ne
sçaurois m'empescher en cette occasion
de faire une petite digression pour développer un autre effet de la nature que
nous voyons assez souvent, et qui n'est
pas moins curieux que le principal que
nous traitons. Il semblera peut-estre
avoir ses causes et ses ressorts encore
plus obscurs ; neantmoins ils dépendent

en plusieurs circonstances des mesmes
principes, quoy qu'en d'autres aussi ils
soient differens. C'est touchant les
marques qui arrivent aux enfans, quand
leurs meres durant leurs grossesses
ont envie de manger de quelque
chose. Pour y proceder dans mon
ordre accoustumé, j'en proposeray
premierement quelque exemple. Une
Dame de haute condition que plusieurs
de cette Assemblée connoissent (au
moins par reputation) a sur son col
la figure d'une meure, aussi exacte
comme un Peintre ou un Sculpteur
la pourroit représenter : car elle n'en a
pas seulement la couleur, mais aussi la
grosseur, avançant par-dessus la chair,
comme si elle estoit en demy relief. La
mere de cette Dame estant grosse d'elle,
elle eut envie de manger des meures ; et
son imagination en estant remplie, la
premiere fois qu'elle en vit, il luy en tomba une par accident sur le col ; on essuya

aussi-tost et avec soin le sang de cette meure, et elle n'en sentit autre chose pour lors ; mais l'enfant estant nay, on apperceut la figure d'une meure sur son col, au mesme endroit où le fruit estoit tombé sur celuy de la mere ; et tous les ans à la saison des meures, cette impression, ou pour dire mieux, cette excressance s'enfle, grossit, demange, et devient enflâmée. Une autre fille qui avoit une semblable marque, mais d'une fraize, en estoit encore plus incommodée : car en la saison des fraizes, non seulement elle demangeoit et s'enflâmoit, mais elle se crevoit comme un abscez, et il en decouloit une humeur acre et corrosive : jusques à ce qu'un habile chirurgien lui osta tout, jusques aux racines, par le moyen d'un cautere, et depuis cela, elle n'a jamais senty aucun changement en cet endroit, qui l'incommodoit tant auparavant, n'y estant resté qu'une simple cicatrice.

Or donc, tâchons de penetrer si nous pouvons, les causes et raisons de ces merveilleux effets. Pour commencer, je dis que dans les actions de tous nos sens, il y a une participation materielle et corporelle, c'est-à-dire que quelques atomes du corps qui agissent sur les sens, entrent dans leurs organes qui leur servent de tuyaux pour les conduire et les porter au cerveau et à l'imagination. Cecy est évident aux odeurs et aux saveurs. Et pour ce qui est de l'oüye ; l'air exterieur agité, cause un mouvement dans la membrane ou tympane de l'oreille, qui donne un semblable branle au marteau qui y est attaché ; lequel battant sur son enclume, cause un réciproque mouvement de l'air enfermé au dedans de l'oreille : et ce mouvement de l'air est ce que nous appellerons le son. Pour la veuë, il est évident que la lumiere refléchie du corps qui se voit, entre dans les yeux, et ne peut qu'elle n'amène avec soy quelques émanations du corps mesme qui la reflechit ; selon ce que nous avons estably dans le second principe. Il reste seulement de montrer que le semblable se fait dans le plus grossier de nos sens qui est l'attouchement. Car s'il est vray, comme nous l'avons montré, que tout corps envoye une continuelle émanation d'atomes hors de soy, il n'y reste plus de difficulté. Mais pour rendre cette verité encore plus manifeste, et oster toute la possibilité d'en douter, je la veux montrer évidemment à l'œil, et chacun en peut faire l'experience en un quart d'heure s'il a cette curiosité, et encore en moins de temps. Je croy que vous savez la grande affinité qui est entre l'or et le vif argent ; si l'or le touche, le mercure s'attache à luy, et le blanchit en sorte qu'il ne semble plus estre or, mais argent seulement. Si vous jettez cet or blanchy dans le feu, sa chaleur chasse le mercure, et l'or re-

tourne à sa premiere couleur ; mais si
vous repetez ce procedé plusieurs fois,
l'or se calcine, et alors vous le pouvez
broyer et reduire en poudre. Et il n'y a
aucun dissolvant au monde qui puisse
bien calciner et brûler le corps solide de
l'or, que le mercure, je parle de celuy
qui est déjà formé par la nature, sans
m'engager à parler de celuy dont est fait
mention dans les secrets des Philosophes. Prenez donc du mercure en quelque écuelle de pourcelaine ou autre vase
propre, et maniez-le avec les doigts
d'une main, et si vous avez une bague
d'or à l'autre main, elle deviendra blanche et chargée de mercure, sans que
vous l'en approchiez en aucune façon.
De plus, si vous mettez une lame d'or
ou un écu d'or en vostre bouche, et que
vous mettiez seulement le doigt d'un de
vos pieds dans du mercure, et l'y teniez
un peu, l'or qui est en vostre bouche
sera tout blanc et couvert de mercure :

et si vous mettez cet or au feu pour en
faire évaporer tout le mercure, et que
vous réïteriez cette procedure assez
de fois, vôtre or sera calciné, comme
si vous aviez joint corporellement
le mercure par amalgame. Et tout cela
se fera encore plus viste et plus efficacement, si au lieu de mercure commun,
vous vous servez de mercure d'antimoine, qui est bien plus chaud et bien
plus penetrant : et mesme en le chas-
sant par le feu, il emportera avec luy une
bonne quantité de la substance de l'or :
de sorte que repetant souvent cette operation, il ne vous restera plus d'or pour
continuer ces épreuves. Si donc le mercure froid penetre ainsi par tout le corps,
on ne doit pas trouver étrange que les
subtils atomes d'un fruit composé de
beaucoup de parties ignées, y aillent
plus aisement et plus viste. Je vous feray encore voir dans la suite comment
semblables esprits et émanations, pene-

trent aussi soudainement dans l'acier,
quoy que si dur et si froid ; et qu'ils font
là leur residence durant plusieurs mois
et plusieurs années. Dans un corps vivant, comme est celuy de l'homme, les
esprits internes aydent et contribuent
beaucoup de facilité aux esprits de
dehors, tels que sont ceux du fruit, pour
faire aisement leur voyage jusques au
cerveau. Le grand Architecte de la nature, en fabriquant le corps humain,
chef-d'œuvre de la nature corporelle, y
a mis des esprits internes, comme des
sentinelles, pour rapporter leurs découvertes à leur General, c'est à dire à
l'imagination, qui est comme la maîtresse de toute cette famille, afin que
l'homme puisse sçavoir et reconnoistre
ce qui se fait hors de son Royaume,
dans le grand monde; et qu'il puisse
éviter ce qui luy pourroit nuire, et rechercher ce qui luy est utile. Car ces
sentinelles ou esprits internes, et tous

les habitans des organes sensitifs, n'en sçauroient juger seuls. De sorte que si la pensée ou l'imagination est fortement distraite à quelqu'autre objet, ces esprits internes ne sçavent pas seulement si l'homme a beu le vin qu'il vient d'avaller ; s'il a veu quelque personne, qui vient de le saluer, pendant qu'il la regardoit fixement ; s'il a oüy l'air qu'on venoit de chanter ou joüer sur les violons auprès de luy. Car les esprits internes portent toutes leurs acquisitions à l'imagination ; et si elle n'est pas plus fortement occupée sur quelque autre objet, elle en forme des idées ou des images, d'autant que les atomes de dehors rapportez par ces esprits internes à nostre imagination bâtissent là un édifice pareil, ou plûtost un modele en petit, tout à fait ressemblant aux grands corps d'où ils sortent. Et si nostre imagination n'a plus affaire de ces atomes significatifs pour le pre-

sent, elle les range en quelque lieu propre dans son magazin, qui est la memoire, d'où elle les peut rappeller et
reprendre quand il luy plaist. Et si
c'est quelque objet qui cause à l'imagination quelque emotion, et qui la touche de plus près que le commun des
objets qui y entrent, elle renvoye ses
satellites, les esprits internes, aux con-
fins pour luy en rapporter des nouvelles
plus particulieres : et de là vient que
quand un homme est surpris par la veuë
inopinée de quelque personne, ou d'un
objet qui a déjà une place éminente
dans son imagination, soit de desir, soit
d'aversion, alors cet homme change
aussitost de couleur, et devient rouge,
puis pasle, puis rouge encore, par diverses fois, selon que ces ministres qui
sont ces esprits internes, vont viste ou
lentement vers l'objet, puis s'en retour-
nent avec leurs rapports vers l'imagination qui est leur maîtresse. Mais outre

ces passages dont nous parlons, qui vont du cerveau aux parties externes du corps par le moyen des nerfs, il y a encore un grand passage du cerveau au cœur, par lequel les esprits vitaux montent du cœur au cerveau pour estre faits animaux ; et par celuy cy, l'imagination envoye au cœur une partie de ces atomes qu'elle a receu de quelque objet externe ; et ils font là une ébullition parmy les esprits vitaux ; lesquels selon la nature des atomes survenans, ou font un épanoüissement et dilatation au cœur ou bien ils le resserrent et attristent ; et ces deux actions differentes et contraires sont les premiers effets generaux, desquels proviennent puis après les passions particulieres ; qui ne requierent pas que je les poursuive plus loin en cet endroit, l'ayant fait fort particulierement autre part, où j'ay traitté cette matiere à dessein. Outre ces passages, qui sont communs à tous les hommes et

les femmes, il y en a un autre tout particulier aux femmes, qui est, de leur
cerveau à la matrice : par lequel il arrive parfois qu'il monte au cerveau des
vapeurs si violentes et en si grand nom·
bre, qu'elles empeschent les actions du
cerveau et de l'imagination, et causent
des convulsions et des folies, et autres
merveilleux accidens ; et par le mesme canal, les esprits ou atomes passent avec grande liberté et vitesse à
la matrice, quand il en est besoin.

Maintenant, considerons comme l'i-
magination forte d'une personne, agit
merveilleusement sur celle d'un autre
qui l'a plus foible et passive. Nous
voyons à toute heure que si une personne baille, tous ceux qui la voyent
bailler, sont excitez à faire de mesme. Si
l'on se rencontre parmy des personnes
qui rient avec excez, on a de la peine à
s'empescher de rire, quoy qu'on ne sçache
pas le sujet pourquoy les autres rient. Si

l'on entre dans une maison où tout le monde est triste, on devient mélancolique ; car comme disoit celui-là, *Si vis me flere, dolendum est primum ipsi tibi.* Les femmes et enfans estans fort humides et passives, sont les plus susceptibles de cette contagion desagreable de l'imagination.

J'ay connu une femme qui estant fort melancolique et sujette aux maux de mere, se croyoit possedée, et faisoit d'étranges actions, qui parmy les moins avisez passoient pour effets surnaturels et d'une possedée. C'estoit une personne de condition ; et tout cela luy fut causé par un grand ressentiment qu'elle eut de la mort de son mary. Elle avoit auprès d'elle quatre ou cinq jeunes Damoiselles, dont quelques-unes estoient ses parentes, d'autres la servoient en sa chambre. Toutes celles-cy devinrent possedées comme elle, et faisoient d'aussi prodigieuses actions. On separa ces

jeunes filles de sa veuë et de sa communication, et comme elles n'avaient pas
encore contracté de si profondes racines
du mal, elles furent toutes gueries par
l'absence seule de ce qui les infectoit :
et cette Dame mesme fut aussi guerie
par le Médecin, qui luy purgea ses humeurs atrabilaires, et remit sa matrice
en bon estat. Il n'y avoit point là de
fourberie ny de dissimulation. Je pourrois faire un long et notable narré de
semblables choses arrivées aux Reli-
gieuses de Loudun : mais l'ayant autrefois fait en un discours particulier à
mon retour de leur pays, où je discer-
tay le tout fort exactement, je n'en diray
point davantage pour cette fois, et je
n'ajoûteray à cette matiere autre chose,
sinon de vous souvenir que lorsqu'il y
a deux luts, ou deux harpes proches
l'une de l'autre, accordées à mesme ton,
vous touchez une corde en une des
harpes, une autre qui luy est consonan-

te en l'autre harpe, se remuera en mesme
temps, quoy que personne ne la touche.
De quoy Galilée a fort ingenieusement
rendu la raison.

Pour donc appliquer à nostre matiere
tout ce que j'ay rapporté sur ce sujet : Je
dis que puisqu'il est impossible que
deux personnes separées soient si proches l'une de l'autre comme est l'enfant
de sa mère, lorsqu'il est encore dans
son ventre : on peut conclure de là que
tous les effets d'une imagination forte
et vehemente, agissants sur une autre
foible, passive et tendre, doivent estre
plus efficaces en la mere agissante sur
son enfant, que quand les imaginations
d'autres personnes agissent sur celles qui
ne leur sont de rien.

Et comme il est impossible qu'aucun
Maistre de Musique, pour expert et exact
qu'il soit puisse jamais accorder en con-
sonance deux harpes l'une avec l'autre, si
parfaitement que fait le grand Maistre de

l'Univers les deux corps de la mere et de
l'enfant ; aussi suit-il par consequent, que
la concussion qui se fait de la principale
corde de la mere, qui est son imagination,
doit produire un plus grand branlement
dans la consonante de l'enfant (sçavoir
aussi son imagination) que ne fait la corde
touchée d'un luth sur la corde qui luy est
consonante dans l'autre. Et quand la
mere envoye des esprits à quelque partie de son corps, il faut que d'autres de
semblable nature aillent à semblable
partie du corps de son enfant. Or donc
rappelons en nostre memoire comment
l'imagination de la mere est remplie de
ces atomes corporels qui viennent de la
meure ou de la fraise qui lui estoit tombée sur le col ou sur le sein ; et son imagination estant alors en grande émotion
par cet accident, il arrive qu'elle doit envoyer une bonne partie de ces atomes
au cerveau de l'enfant, et aussi à pareille
partie de son corps comme celle où elle

a receu le premier coup, et entre laquelle
et son cerveau, passent de si frequens et
si vites messagers comme nous avons
dépeint. L'enfant aussi de son costé (qui
a ses parties accordées en consonances
avec celles de sa mere) ne peut faill-
lir d'observer le mesme mouvement
d'esprits entre son imagination et son col,
ou son sein, que fait sa mere entre les
siens; et ses esprits estant accompagnez
des atomes de la meure que sa mere luy
a envoyez à son imagination, ils font une
impression profonde et permanente en
sa peau delicate : pour lequel effet,
celle de sa mere est trop dure. Comme si
l'on tire un pistolet chargé de poudre seulement, contre du marbre, la poudre ne
fait autre effet que le salir un peu, mais
il est incontinent nettoyé en le frottant :
au contraire si l'on le décharge contre le
visage d'un homme, les grains de poudre
penetrent dans sa peau, et s'y attachent
et y demeurent réellement imprimez

8

durant toute sa vie, et se font connoistre
et voir par leur propre couleur noire
bluastre qu'elles conservent toûjours.
De mesme les petits grains ou atomes
du fruit qui ont passé du col de la mere
à son imagination, et de là à pareil endroit de la peau de l'enfant, se logent là
et y demeurent continuellement, et servent de source pour attirer les atomes
de pareil fruit espars dans l'air en leur
saison (comme le vin dans le tonneau
ou en une tache sur du linge, attire à
soy les esprits volatiles des fleurs des
vignes en leur saison) et en les attirant,
la partie de la peau où ils resident, se
fermente, s'enfle, demange, s'enflame,
et mesme quelquefois se creve.

Mais pour rendre encore plus consi-
derable la merveille de ces marques d'envie (puisque nous sommes sur ce sujet)
je ne sçaurois me passer de toucher encore une autre circonstance, qui pourroit sembler d'abord porter ce miracle

de nature au delà des causes que j'en
viens de donner : mais en effet, après
l'avoir bien examinée, nous verrons
qu'elle dépend absolument des mesmes
principes. C'est que souvente fois il arrive
que l'impression de la chose desirée se.
fait sur l'enfant, sans qu'elle touche, ou
tombe sur le corps de la mere : il suffit
que quelqu'autre chose tombe ou batte
à l'impourveu sur quelque partie du corps
de la femme enceinte, pendant que telle
envie domine dans son imagination, et
la figure de la chose ainsi desirée, se
verra ensuite imprimée sur la même partie du corps de l'enfant, que celle de la
mere qui a receu le coup. La raison de
cecy est, que les atomes de la chose de
sirée enlevez par la lumiere, vont au
cerveau de la femme grosse par le canal
des yeux, aussi bien que d'autres atomes
plus materiels, provenant de l'attouchement corporel, iroient là par la conduite
des nerfs. Et de ces corpuscules, la

mere forme en son imagination un modele complet du gros et total d'où ils
émanent. Que si la femme n'est attaquée
qu'interieurement, ces atomes qui sont
en son imagination, ne font autre
voyage qu'à son cœur, et de là à l'imagination et au cœur de l'enfant, et ainsi
ne causent qu'un renforcement de la passion en tous deux, laquelle peut estre
emeuë à une impetuosité si violente,
que si la mere ne joüit de l'objet desiré,
cette passion peut causer la ruine de
tous les deux, au moins les prejudicier
notablement en leur santé, et faire une
grande alteration dans leurs corps. Cependant, si quelque coup inopiné sur-
prend la mere en quelque partie de son
corps, les esprits qui resident dans le
cerveau, sont incontinent envoyez là
par son imagination, comme il arrive,
non seulement en ces cas d'envie, mais
en tous autres semblables coups de surprise aussi bien parmy les hommes que

parmy les femmes, et ces esprits s'y transportent avec autant plus d'impetuosité que la passion est plus violente : de mesme qu'une personne qui aime passionnément une autre, court promptement à la porte chaque fois que quelqu'un y vient heurter, ou que *Hylax in limine l'atrat*, esperant toûjours que c'est celle qui occupe entierement ses pensées (car, *qui amant ipsi sibi omnia fingunt*) qui luy vient rendre visite. Et ces esprits émeus par ce coup inopiné, estans alors meslez avec les corpuscules ou atomes de la chose desirée qui occupoit si puissamment sa fantaisie, ils les menent quant et eux à la partie frappée de son corps, et encore à la mesme partie du corps de l'enfant, aussi bien qu'à son imagination. Et aprés cela tout ce qui en arrive, est la mesme chose, aussi bien à l'enfant qu'à la mere, comme quand la meure ou la fraize tomba sur le sein ou sur le col des Dames dont je vous ay entretenu.

Permettez-moy, Messieurs, de prolonger ma digression encore d'un mot, pour
vous raconter un accident merveilleux,
connu de toute la Cour d'Angleterre,
en confirmation de l'activité et impression que fait l'imagination de la mere
sur le corps de l'enfant dont elle est
grosse. Une Dame ma parente (c'estoit
ma Niece de Fortescu, fille du Comte
Arondel) me venoit voir quelquefois
à Londres. Elle estoit fort belle et bien
faite ; et elle le sçavoit bien, y prenant
grande complaisance, et estant bien aise
non seulement de conserver son agré-
ment, mais encore d'y ajoûter ce qu'elle
pouvoit. Elle se persuadoit que les mouches qu'elle mettoit sur son visage luy
donnoient beaucoup d'ornement : c'est
pourquoy elle estoit fort soigneuse d'en
porter des plus curieuses. Mais comme
il est bien difficile de tenir une modera-
tion aux choses qui dependent plustost
de l'opinion que de la nature, elle en

portoit avec excez, et s'en chargeoit
tout le visage. Quoy que cela ne me re-
vins gueres, et que j'eusse pu prendre la
liberté de luy en dire mon sentiment, et
qu'elle l'auroit trouvé bon : neantmoins
il ne me sembla pas estre de saison de
luy dire rien qui la pust contrister ou
choquer le moins du monde, pendant
qu'avec tant de bonté et de douceur elle
me venoit rendre ses agreables visites. Je
m'avisay toutefois un jour de l'en rail-
ler de telle façon, qu'elle n'en fût point
mécontente, me souvenant que *ridentem
dicere verum quid vetat* ; Et ainsi je fis
tomber nostre discours sur sa presente
grossesse, luy recommandant d'avoir soin
de sa santé, dont elle estoit assez negli-
gente, selon la coustume des jeunes
femmes vigoureuses, qui ne sçaivent
encore ce que c'est que d'estre sujettes
aux indispositions. Elle me remercioit
de mon soin, me témoignant qu'elle
ne croyoit pas qu'elle deust rien faire

d'extraordinaire pour sa santé qui estoit
si bonne, quoy qu'elle fust grosse. « Au
moins, luy dis-je, vous devriez donc
avoir égard à vostre enfant. — O pour
cela, dit-elle, il n'y a rien que je ne
fasse de ce qui pourra contribuer à son
bien. — Mais cependant, luy repliquay-
je, voyez combien de mouches vous portez au visage ; n'avez-vous pas peur
que vostre enfant ne naisse avec de semblables marques sur le sien? — Mais quel
danger y a-t-il, dit-elle, et quel rapport
que mon enfant naisse avec des taches
au visage, parce que je porte des mouches ? — Vous n'avez pas donc oüy dire,
repartis-je, les merveilleux effets que
font les imaginations des meres sur le
corps de leurs enfants pendant qu'elles
sont grosses ; Je m'en vais vous en raconter quelques-uns. Et ainsi je luy
fis recit de plusieurs histoires sur
ce sujet, comme de celle de la
Reine Æthiopienne qui accoucha d'un

enfant blanc, qu'on attribuoit au portrait de nostre Dame qu'elle avoit à la
ruelle de son lit, et auquel elle avoit
grande devotion : l'autre d'une femme
qui accoucha d'un enfant velu pour sem_
blable raison d'un portrait de saint
Jean-Baptiste au desert, habillé d'une
tunique de poil de chameau. Je luy ra-
contay aussi l'étrange antipathie que le
défunt Roy Jacques avoit contre une épée
nuë, dont on attribuoit la cause, à ce que
quelques Seigneurs d'Escosse entreren t
un jour par violence dans le cabinet de
la Reyne sa mere durant qu'elle estoit
grosse de luy, et faisoit des dépesches
avec son premier Ministre qui estoit
Italien, lequel ils tuerent à coups d'épée
et le jetterent à ses pieds : et furent si
barbares, que peu s'en fallut qu'ils ne
blessassent aussi la Reyne, qui esperoit
sauver son ministre en se jettant entre-
deux : au moins la peau luy fut legerement entamée en divers endroits. Buca

nan fait mention en son Histoire de
cette Tragedie.

Tant y a que le Roy Jacques son fils
eut une telle aversion durant toute sa
vie d'une épée nuë, qu'il ne la pouvoit
voir sans une extreme émotion. Et quoy
que tres courageux en toutes autres circonstances, il ne se put jamais vaincre
en ce defaut particulier. Je me souviens
que quand il me donna l'Ordre de Chevalier, et que ce vint à la ceremonie de
me toucher l'épaule avec la pointe d'une
épée, il ne se pust pas contraindre de
la regarder, mais tourna la teste d'un
autre costé, de sorte qu'au lieu de
me toucher l'épaule, il faillit à me donner de la pointe dans les yeux, n'eust
esté que Duc de Bouquingan, qui sça-
vait bien ce qui en arriveroit, la guida
avec sa main, comme elle devoit aller.
Je luy alleguay plusieurs semblables
histoires, pour luy faire comprendre
qu'une forte imagination de la mere,

pouvoit faire quelque notable impression sur le corps de son enfant à son
grand prejudice. Et apres cela, considerez,
luy dis-je, comment vous êtes toujours
attentive à vos mouches ; vous les avez
continuellement présentes à votre imagination ; vous vous estes regardée
plus de dix fois dans vostre petit miroir,
depuis que vous estes dans cette chambre; n'avez-vous pas sujet d'apprehender
que vostre enfant naisse avec le visage
chargé de taches semblables à vos mou·
ches, ou plustost que tout le noir qui
est partagé en plusieurs petites portions
ne s'assemble en une, et luy vienne au
milieu du front, au lieu le plus apparent
et le plus remarquable de son visage :
Une tache aussi grande qu'un écu d'or
auroit belle grace en cet endroit : Ah,
mon Dieu ! dit-elle, plustost que cela
m'arrive, je ne porteray plus de mouche
durant ma grossesse. Et de fait, tout à
l'heure elle les osta et les jetta toutes.

Quant ses amis la voyoient apres cela
tout à fait sans mouches, ils luy deman-
doient d'où venoit qu'elle, qui estoit re-
connuë pour la plus curieuse de la Cour
en matiere de mousches, les avoit quit-
tées tout à coup, et qu'elle n'en portoit
plus ; Elle leur répondoit que son Oncle
en qui elle avoit beaucoup de créance,
luy avoit assuré que si elle en portoit
durant sa grossesse, son enfant viendroit au monde avec une tache noire au
milieu du front, large comme un escu
d'or. Cette apprehension luy estoit si
vivement gravée dans l'imagination,
qu'elle y resvoit continuellement. Et
ainsi cette pauvre Dame qui avoit si
peur que son enfant n'eust quelque
marque au visage ne pût neantmoins
empescher qu'il ne nàquit avec une tache
noire tout au milieu du front, de la
grandeur et de la façon qu'elle se l'estoit toûjours figurée dans son imagination. C'estoit une fille, au reste fort

belle, et il y a peu de mois que je l'ay
veuë, portant toujours cette marque de la
force de l'imagination de sa mère. Je
ne veux pas vous entretenir, Messieurs,
de la femme de vostre voisinage à Car-
cassone, qui depuis peu de mois accoucha d'un prodigieux monstre, ressemblant exactement à un singe extraordinaire qu'elle prit plaisir de voir souvent
pendant sa grossesse, car vous devez
savoir l'histoire mieux que moy : ny
aussi de celle de Saint-Maixent, qui ne
pouvant estre détournée d'aller voir
durant sa grossesse un malheureux enfant d'une pauvre passagère, qui nasquit
sans bras, accoucha au bout de son
terme d'un semblable monstre, qui
n'eut pas seulement quelque petite ex-
cressence sortante des épaules, pour
marquer les endroits d'où les bras devoient estre descendus : et moins de celle
qui voulant voir l'execution d'un crimi-
nel qui eut le col coupé, en prit tellement

l'épouvante, et l'impression en demeura si vivement imprimée dans son imagination, qu'à l'instant elle tomba en travail d'enfant, et à peine la pût-on transporter en son logis, qu'elle y accoucha quelques semaines devant son terme, d'un enfant qui avoit la teste separée du corps, toutes les deux parties versant encore du sang, outre celuy qui en estoit déja abondamment découlé et repandu dans la matrice de la mere, comme si le coup du Bourreau ne venoit que tout fraischement d'estre donné sur ce pauvre petit corps. Ces trois exemples, et plusieurs autres bien averez, que je vous pourrois alleguer quoy qu'ils témoignent clairement l'admirable force de l'imagination, m'engageroient trop avant si je voulois tascher d'en éclairer les causes et d'en développer les difficultez qui s'y trouveroient bien plus grandes qu'en aucuns des precedens exemples dont je vous ay entretenu: dautant que ces esprits ont eu la force de

causer des changemens essentiels et si
épouvantables dans des corps entierement achevez de former en toute leur
perfection, et qu'il semble qu'on puisse
croire qu'en quelqu'un d'eux il y ait eu
transmutation d'une espece en une autre
et introduction d'une nouvelle forme
informante dans la matrice sujette, d'une
nature totalement differente de celle qui
y avoit esté la premiere : si au moins ce
que la pluspart des Autheurs nous disent
du temps de l'animation de l'enfant au
ventre de la mere, est bien determiné et
veritable. Cette disgression a esté déja
trop longue. *Est modus in rebus, sunt
certi denique fines, Quos ultra citraque
nequit consistere rectum.*

Pour retourner donc au grand canal et fil
de nostre discours, les experiences et exemples que je viens de rapporter en suite et
en confirmation des raisons que j'avois alle-
guées, nous montrent assez que les corps
qui tirent les atomes dispersez dedans l'air,

attirent plus puissamment ceux qui sont
de leur nature, qu'ils ne font les hetero-
genes ou estrangers, comme le fait le
vin, les esprits vineux, l'huile de tartre
fermentée d'un levain de roses, les esprits volatiles des roses, la chair de cerf
ou de dain en pastez, les esprits de ve-
naison de semblables bestes, et ainsi des
autres que je viens de vous déduire.
L'Histoire des Tarantules, au Royaume
de Naples, est fameuse. Vous sçavez
comment le venin de cette beste montant par la blessure de ceux qui en ont
esté piquez, jusques à leur cerveau et à
leur cœur, excite en leur imagination
un impetueux desir d'entendre certains
airs melodieux; car ils se plaisent presque tous à des airs differens. Quand
donc ils ont oüy chanter un air qui leur
plaist, ils dansent incessamment, et par
ce moyen ils suent abondamment, tellement que cette sueur fait évaporer une
bonne partie du venin, outre que le son

de la musique excite un mouvement et cause une agitation parmy les esprits aëriens et vaporeux qui sont dans le cerveau, et dedans et autour du cœur, et diffus par tout le corps de ceux qui l'entendent, proportionnément à la nature et à la cadence de telle musique : comme quand Thimothée emportait Alexandre le Grand avec vehemence à telles et telles passions qu'il vouloit : tout de même aussi que quand le son d'un Luth fait trembler les cordes d'un autre, par les mouvemens et tremblemens qu'il cause dans l'air, sans autrement les toucher ou y approcher. Nous voyons aussi, souventes fois, que des sons qui ne sont que des mouvemens de l'air, causent semblables mouvemens dans l'eau.

Comme quand le son aigu qui est causé en frottant fort avec le doigt sur le bord d'un verre plein d'eau, excite un fremissement, tournoyement et rejallissement de quelques gouttes d'eau, comme si

elle dansoit à la cadence de ce son. Et
le son harmonieux des cloches, aux païs
où l'on les fait aller en musique, et à
certains airs, fait le semblable sur la
superficie calme des rivieres voisines, et
principalement la nuit, quand il n'y a
point d'autre mouvement qui choque et
rompe celuy-cy. Car l'air estant contigu ou
plûtost continu à l'eau, et l'eau estant fort
susceptible du mouvement, il se fait dans
l'eau un mouvement semblable à celuy
qui estoit commencé dans l'air. Et le mesme contact qui est entre l'air agité et l'eau,
qui par ce moyen est semblablement
agitée, se fait aussi entre l'air agité, et
les esprits vaporeux qui sont dans le
corps de ceux qui ont esté mordus par
la Tarantule, lequels esprits sont par
consequent emus par cet air agité, c'est-
à-dire, par ce son, et ce d'autant plus
efficacement que cette agitation ou son,
est proportionnée à la nature et temperamment des blessez. Et cette agitation

interne de ces esprits et vapeurs, aide à
les decharger du venin vaporeux de la
Tarantule qui est meslé parmy tous leurs
humeurs : de la mesme maniere que les
eaux croupissantes, et les airs corrompus
et putrifiez par le repos et par le melange
d'autres mauvaises substances, se rafi-
nent et se purifient par le mouvement.
Mais l'hyver arrivant qui engourdit ces
bestes, ils ne se sentent plus de ce mal.
Mais au retour de la saison en laquelle
ils avoient esté piquez, leur mal revient
et il faut qu'ils dansent comme ils faisoient l'année precedente. La raison est
que la chaleur de l'Esté échauffe, aigrit
et rehausse le venin de la beste, de sorte
qu'elle redevient malicieuse et furieuse
comme auparavant, et ce venin échauffé
s'évaporant et se répandant dans l'air, le
levain de ce mesme venin qui reste encore dans le corps de ceux qui ont esté
piquez, l'attire à soy, et il se fait une
fermentation qui infecte aussi les autres

humeurs, dont la fumée venant à monter
au cerveau de ces pauvres Malades, elle
y produit ces estranges effets. Il n'est
pas moins connu aux endroits où il y a
de gros chiens ou dogues (comme en
Angleterre)que si un homme a esté fort
mordu d'un de ces chiens,on tasche de le
tuër, encore qu'il ne soit pas alors enragé,de peur que le devenant, le levain
de cette colere canine qui reste dans le
corps du mordu, n'attire à soy les esprits
enragez du mesme chien en suite de
quoy l'homme le deviendroit aussi. Et
cecy se pratique non seulement en An_
gleterre où il y a des dogues si dange-
reux , mais aussi en France selon le
rapport du Pere Cheron, Provincial des
Carmes de ce païs, en son Examen de la
Theologie Mystique, nouvellement im-
primé, et que je viens de lire. Je ne vous
diray rien des nez artificiels que l'on fait
de la chair de quelqu'autre homme pour
remedier à la difformité de ceux à qui un

froid extrême a fait perdre les leurs propres; lesquels nouveaux nez se pourrissent
aussi-tost que les personnes de la substance desquels ils étoient pris viennent à
mourir comme si ce peu de chair antée sur
un autre visage vivoit des esprits qu'elle
attire de sa première source ou racine.
Car encore que cecy soit constamment
affirmé par des Autheurs considerables,
je ne m'y arresteray pas en ce discours,
où je n'avance rien que je n'aye veu
moy-mesme, ou qui ne soit averé par
une si solide tradition, que ce seroit une
faute d'en douter.

Mais il est temps que je vienne à mon
septieme et dernier Principe. C'est le
dernier tour de la vis, qui comme j'espere abbatra entierement la porte qui
nous défendoit l'entrée à la connaissance
de ce merveilleux mystere, et qui im-
primera une marque légitime sur la doctrine que j'avance, pour la faire passer
pour bonne monnoye. Ce principe est,

que la source de ces esprits, ou le corps qui les attire à soy, entraisne aussi avec eux ce qui les accompagne, et ce qui est attaché, collé et uny à eux. Cette conclusion ne demande gueres de preuves, estant evidente de soy-mesme. S'il y a des cloux, des épingles et des rubans attachez au bout d'une longue corde, ou d'une chaisne, ou s'il y a du goudron ou de la cire, de la gomme ou de la glu, et que je prenne cette chaisne par un bout et l'attire vers moy jusques à ce que le bout éloigné vienne entre mes mains, il ne se peut faire que je n'aye aussi en mesme temps les cloux, les épingles, les rubans, le goudron, et tout ce qui y est appliqué.

Je m'en vais donc vous rapporter seulement quelques experiences averées en consequence de ce principe, qui confirmeront encore très puissamment les precedentes. La grande fertilité et richesse d'Angleterre, consiste en pasturages pour la nourriture du bestail. Nous en avons les plus beaux du monde, et aussi abondance d'animaux, et principalement de bœufs et de vaches.

Il n'y a si pauvre ménage, qui n'ait quelque vache pour leur fournir du lait. C'est la principale nourriture des pauvres gens, aussi bien qu'en Suisse. C'est pourquoy ils sont grandement soigneux du bon estat et de la santé de leurs vaches. S'il arrive qu'en faisant boüillir du lait, il se gonfle tant qu'il répande par dessus le poëslon et tombe dans le feu, la bonne femme ou la servante abandonne à l'instant tout ce qu'elle faisoit, et accourt au poëslon qu'elle retire du feu, et à mesme temps prend une poignée de sel, qu'on tient toujours au coin de la cheminée, pour le garder sec, et le jette dessus cette braise où le lait s'étoit répandu. Demandez-luy pourquoy elle fait cela, et elle vous dira que c'est pour empescher que la

vache qui a rendu ce lait, n'ait mal au pis:
car sans cela elle l'auroit dur et ulceré,
et pisseroit du sang, et enfin elle seroit
en hazard de mourir. Non pas que telle
extremité luy arrivast à la premiere fois,
mais neantmoins elle en souffriroit du
mal ; et si cela arrivoit souvent, la
vache ne manqueroit pas d'en mourir à
la fin. Il pourroit sembler qu'il y a quelque superstition ou folie en cecy. L'in-
faillibilité de l'effet garantit de la derniere : et pour la premiere, plusieurs
croyent que la maladie de la vache soit
surnaturelle et d'un effet de quelque sor-
cellerie, et ainsi que le remede que je
viens de dire est superstitieux : mais il
est aisé de les desabuser de cette persua-
sion, en leur déclarant comment la
chose va selon les fondemens que j'ay
proposez.

Le lait tombant sur les charbons
ardans, est converty en vapeur, qui se
disperse et se filtre par tout dans l'air ;

et là elle fait rencontre de la lumiere et
des rayons solaires qui l'emportent
encore plus loin, et augmentent et
estendent sa sphere d'activité. Cette vapeur de lait, n'est pas simple ny seule,
mais elle est composée d'atomes de feu
qui accompagnent la fumée ou vapeur
de ce lait, et se mêlent et unissent avec
luy. Or la sphere de cette vapeur s'estendant jusqu'au lieu où se trouve la vache
qui a donné le lait, son pis qui est la
source d'où ce lait est sorty, attire à soy
cette vapeur, et elle s'y arreste et s'y
attache, et avec elle, les atomes ignez
qui l'accompagnent. Le pis est une partie glanduleuse, et fort tendre, et par
consequent fort sujette à l'inflammation : ce feu donc l'échauffe, l'enflâme
et le fait enfler, et par consequent le fait
devenir dur, et à la fin ulceré. Le
pis enflâmé et ulceré est proche de
la vessie, laquelle par consequent il enflâme aussi ; et cela fait ouvrir les ana-

stomoses dès veines qui aboutissent
là; et partant elles regorgent et jettent
leur sang dans la vessie, de laquelle il
se vuide et sort à la façon ordinaire de
l'urine. Or aux vaches, pisser le sang
est un mal funeste et irremediable.
Mais d'où vient que le sel remedie à
tout cela ? C'est qu'il est d'une nature
tres-contraire au feu : cettuy-cy estant
chaud et volatile, l'autre froid et fixe,
de sorte que là où ils se rencontrent
ensemble, le sel abat le feu, il le precipite et tuë son action. Ce que l'on peut
remarquer dans un accident assez ordinaire. Les cheminées qui sont chargées
de suye, prennent feu aisément. Le
remede qu'on y apporte sur le champ
est de tirer un coup de fusil dans la
cheminée : et cela fait détacher et tomber la suye brûlante, et le desordre
cesse : mais si l'on n'a point de fusil ou
bâton à feu, on jette quantité de sel sur
le feu d'embas; et cela matte et empesche

les atomes du feu qui autrement mon-
teroient incessamment et se joindroient
à ceux d'en haut, lesquels par ce moyen
manquant de nourriture, se consument
et viennent à rien. La mesme chose
arrive aux atomes qui sont en train d'ac-
compagner la vapeur du lait. Le sel les
precipite et les estrangle sur la place.
Et si quelques uns se sauvent et s'echap-
pent par le grand effort qu'ils font et
s'en vont avec cette vapeur, ils sont
pourtant accompagnez des atomes et
esprits du sel qui s'attachent à eux,
qui comme bons lutteurs ne quittent
jamais leur prise, qu'ils n'ayent le dessus
de leur adversaire. Et vous remarquerez
en passant qu'il n'y a point de plus excellent baume pour la brûlure que l'esprit
de sel en quantité moderée. Il est donc
constant qu'il est impossible d'employer
aucun moyen plus efficace pour empescher le mauvais effet du feu au pis de la
vache, que de jeter sur son lait repandu

parmy les charbons une quantité suffisante de sel. Cet effet touchant la conservation du pis de la vache en suite de la brûlure de son lait, me fait souvenir de ce que plusieurs personnes m'ont dit avoir veu en Angleterre. Quand les Medecins examinent le lait d'une nourrice pour l'enfant de quelque personne de condition, ils l'epreuvent par divers moyens devant que juger definitivement de sa bonté : comme par le goust, par l'odorat, par sa couleur, par sa consistance, etc. Et quelques-uns le font bouillir mesme jusques à l'evaporation, pour voir sa residence, et autres accidents de circonstances qui se reconnoissent et se discernent mieux par ce moyen.

Mais celles, au lait desquelles on a fait cette derniere épreuve, se sont senties fort tourmentées à la mamelle et au tetin, et particulierement pendant qu'on faisoit boüillir leur lait : et partant après avoir une fois enduré ce mal, elles

ne vouloient plus consentir qu'on em-
portast de leur lait hors de leur veue et
presence : quoy qu'elles se soûmissent
volontiers à toute autre épreuve que
celle du feu. Pour confirmer cette experience de l'attraction que le pis de la
vache fait du feu ensemble avec la vapeur du lait brûlé, je m'en vais vous en
dire une autre de semblable nature,
dont j'ay moy-mesme veu la verité plus
d'une fois, et que vous pouvez experi-
menter facilement. Prenez les ordures
d'un chien toutes les fois qu'il en fera,
et jetez-les toûjours dans le feu, au commencement vous le verrez seulement un
peu échauffé et ému, mais dans peu de
temps vous le verrez comme s'il estoit
tout brûlé, pantelant et tirant la langue,
comme s'il venoit de courir longtemps.
Or ce mal luy arrive à cause que ses intestins attirant la vapeur de son excrement brûlé, et avec cette vapeur, les
atomes du feu qui les accompagnent ;

ils s'alterent et s'enflâment, de sorte que
le chien ayant toûjours la fievre, et ne
pouvant plus prendre nourriture, ses
flancs se resserrent et se rétressissent ;
et à la fin il en meurt. Il ne serait pas à
propos de divulguer cette experience
parmy quelques personnes et nations
trop sujettes à s'en servir à mal. Car la
mesme chose qui arrive aux bestes
arriveroit aux hommes, si on faisoit de
mesme avec leurs excremens. Il arriva
une chose remarquable à ce propos à
une personne de mes voisins pendant
mon dernier sejour en Angleterre. Il
avoit un fort bel enfant et fort délicat,
et afin d'y pouvoir avoir toûjours l'œil,
il fit venir la nourrice chez luy.

Je le voyois souvent, car c'estoit un
homme de grande intrigue dans les affai-
res, et j'avois alors besoin d'un tel personnage. Un jour je le trouvay fort triste,
et la femme toute éplorée : de quoy de-
mandant la raison, ils me dirent que

leur petit se portoit fort mal ; qu'il
avoit la fièvre, et le corps tout enflâmé ;
ce qui se voyoit à la rougeur du visage :
qu'à tout propos il faisoit des efforts
pour aller à la selle, et pourtant qu'il ne
faisoit gueres de matiere, qui estoit
toute chargée de sang, et qu'il se rebu-
toit de tetter. Et ce qui les mettoit plus
en peine, estoit qu'ils ne pouvoient
conjecturer aucune cause vraysembla-
ble de tout ce desordre ; car sa nourrice
se portoit fort bien, avoit son lait tel
qu'ils le pouvoient souhaiter, et en
toutes autres choses on avoit eu les
soins qu'il falloit. Je leur dis sur le
champ que la derniere fois que j'avois
esté chez eux, j'avois remarqué une
particularité dont j'avois alors dessein
de les advertir : mais que sur l'heure
quelque autre chose m'en avoit détour-
né, et que puis aprés je ne me souvins
plus de la leur dire.

C'estoit que l'enfant ayant fait signe

de vouloir estre mis à terre, aussi-tost
qu'il y fut, laissa tomber ses ordures, et
la nourrice prit incontinent une pellés
de cendres et braise, dont elle les cou-
vrit, et puis jetta le tout dans le feu. La
mere se mit à me faire excuse de ce
qu'on avoit esté si negligent à corriger
cette mauvaise habitude de l'enfant ;
disant que comme il avançoit en âge, il
s'en corrigeroit de luy-mesme. Je luy
repliquay que ce n'estoit pas pour cette
consideration là que je luy tenois ce discours, mais pour trouver la cause du
mal de leur enfant, et ensuite le remede.
Et là dessus je leur fis recit d'un semblable accident, qui estoit survenu deux
ou trois ans auparavant à un enfant d'un
des plus illustres Magistrats du Parlement de Paris, qui estoit eslevé en la
maison d'un Medecin de grande reputation en cette mesme ville. Je leur dis
aussi ce que je viens de vous rapporter,
Messieurs, touchant les excremens des

chiens. Et je leur fis faire reflexion sur ce qu'ils avoient oüy dire diverses fois, et qui se fait assez souvent en nostre pays. C'est que dans les villages où il fait toujours bien crotté durant l'hyver, s'il arrive qu'il y ait quelque fermier qui soit plus propre que les autres, et qui tienne plus nettement les avenuës de sa maison que ses voisins, les goujats sont bien aise d'y venir la nuit, ou quand il fait obscur, pour y lascher leur ven-tre, doutant qu'en tels villages il n'y a gueres de commodité d'aisemens : outre qu'en tels lieux ainsi proprement accom-modez, ces galans de goujats sont hors de danger de s'enfoncer dans la bouë, qui autrement leur pourroit monter par dessus les souliers : mais les bonnes menageres en ouvrant au matin la porte du logis, y trouvent un present dont l'odeur mal gracieuse les transporte de colere. Celles qui ont esté instruites à ce jeu, vont incontinent rougir une broche

ou une pelle dans leur feu, puis l'enfon-
cent ainsi chaude dans l'excrement, et
quand le feu en est esteint, ils la rechauf-
fent de nouveau, et repetent souvent la
mesme chose. Cependant, le fripon, qui
a fait cette saleté, sent une douleur et
colique aux boyaux, une inflammation
au fondement, une envie continuelle
d'aller à la selle, et à peine en est-il
quitte qu'il ne souffre une fascheuse
fievre durant tout ce jour-là, ce qui est
cause qu'il n'a garde d'y retourner une
autre fois. Et ces femmes pour s'estre
ainsi garanties de semblables affronts,
passent ignoramment pour sorcieres, et
pour avoir fait pacte avec le Diable, puis
qu'ils tourmentent de la sorte les gens,
sans les voir ny les toucher. Ce Gentil-
homme ne rejetta pas ce que je luy ve-
nois de dire, et fut encore davantage
confirmé quand je luy dis qu'il regardast
au fondement de son enfant, que sans
doute il le trouveroit fort rouge et

enflâmé, et que le visitant, on vit aussi-
tost qu'il estoit tout chargé de postules,
et comme excorié.

Il ne passa gueres de temps que ce
pauvre petit mignon languissant ne fit
avec grande douleur et pitoyables cris,
quelque peu de matiere, laquelle au lieu
de permettre qu'elle fust jettée dans le
feu, ou couverte de braise, je la fis mettre dans un bassin d'eau froide, que je
fis porter en lieu frais. Ce qu'on conti-
nua de faire à chaque fois que l'enfant
leur en donnoit sujet, et il commença
d'amender à l'heure mesme, et dans deux
ou trois jours il se porta tres bien. Mais
craignant de vous trop ennuyer, je ne
vous entretiendray plus que d'une experience, assez familiere en nostre pays ;
et après je feray un sommaire de tout ce
que je vous ay dit, pour vous faire voir
la force et la valeur de la conclusion de
tout ce discours. Nous avons donc,
comme je vous ay déjà dit, d'excellens

pasturages, qui nourrissent et engrais-
sent si abondamment le bestail, qu'il
arrive souvent que les bœufs en acquie-
rent une si excessive surcharge de
graisse, qu'elle vient enfin à s'estendre
en grande quantité sur leurs jambes et
mesme sur leurs pieds : ce qui leur cause
des apostumes sous la plante des pieds,
lesquelles jettent beaucoup de pus et de
matiere pourrie : ce qui empesche ces
bœufs de pouvoir marcher. Les proprie-
taires sont bien marris de cela, car quoy
que leurs bœufs n'en valent pas moins
à manger, ils y trouvent toutefois mal
leur compte, d'autant que ne les pouvant
pas mener à Londres (où est le grand
debit des bœufs gras, pour toute l'Angleterre, comme Paris l'est pour l'Au-
vergne, la Normandie et autres endroits
de la France) il les faut tuer sur le lieu,
où leur chair ne vaut pas à la vendre, la
moitié (et moins encore) de ce qu'elle se
vendroit à Londres. Voicy donc le re-

mede à ce mal. Il faut prendre garde où
le bœuf, ou vache, ou genisse, pose en
terre le pied malade, à la premiere de-
marche qu'il fait après s'estre levé le
matin, et en ce mesme endroit il faut couper une motte ou gazon de toute la terre
comprise sous l'estenduë dudit pied, et
mettre cette motte sur un arbre, ou dans
une haye exposee au vent de bise. Et si
ce vent vient à souffler sur cette motte de
terre, le bœuf sera guery parfaitement
dans trois ou quatre jours : mais si on
l'expose au Midy, et que le vent du Sud-
Ouest regne (qu'à Toloze on appelle d'Autant, à Montpellier le Marin, en Italie le
Scirocro) son mal s'augmentera. Ces
circonstances ne vous sembleront pas
superstitieuses quand vous aurez consideré que par le repos de la nuit, la
matiere ou pus s'amasse en quantité
sous le pied malade du bœuf, lequel
venant ensuite à faire sa premiere de-
marche le matin, il presse d'abord son

pied apostumé contre terre, sur laquelle
cette matiere ou pus s'imprime et s'attache fortement et en abondance. Cette
terre ou gazon estant mise et exposée en
lieu propre pour recevoir le vent sec et
froid de la bise, les atomes froids et secs
de ce vent se mêlent avec le pus ; lequel
estendant ses esprits par tout dans l'air,
le pied ulceré, qui en est la source, les
attire ; et avec iceux, il attire aussi ces
atomes froids et secs, lesquels le guerissent, d'autant que ce mal ne requiert
autre chose que d'estre desseché et ra-
fraischy. Mais si l'on expose ce gazon de
terre à un vent chaud et humide, il doit
faire un effet tout contraire.

Voilà, Messieurs, toutes mes roües
formées. J'avouë qu'elles sont mal li-
mées et peu polies, mais voyons pourtant si les assemblant et montant, elles
feront marcher la machine, que si ces
roües bien assemblées entraisnent la
conclusion, cette inebranlable carraque

à bon port, vous aurez la bonté de par-
donner à mon langage grossier et rudes
expressions, et passant par dessus les
paroles, vous vous contenterez de la pure
verité des choses. Appliquons donc ce
que nous avons dit à ce qui se pratique
quand on pense une personne blessée,
avec la Poudre de Sympathie. Considerons Monsieur Howel blessé à la main
et cette grande inflammation survenuë
à sa blessure. L'on prend sa jarretiere
couverte du sang sorty de la playe, on
la trempe dans un bassin d'eau où l'on
a dissout du Vitriol, et l'on tient le
bassin, de jour dans un cabinet à la chaleur moderée du Soleil du Printemps, et
la nuit au coin de la cheminée, de sorte
que le sang qui est à la jarretière soit
toujours en un temperamment naturel,
ny plus chaud, ny plus froid que le
degré requis à un corps sain. Que faut-
il donc (selon la doctrine que nous venons d'établir) qu'il arrive de tout cecy ?

Premierement, le Soleil et la lumiere
attireront d'une grande distance et estenduë, les esprits du sang qui sont sur
la jarretiere. Et la chaleur moderée du
foyer qui agit doucement sur la composition (qui revient à la mesme chose
comme si l'on portoit le tout sec en sa
pochette, pour luy faire sentir la chaleur temperée du corps) fait pousser au
dehors ces atomes, comme l'eau qui
s'amasse en rond en la filtration, et
pousse ce qui monte, pour le faire aller
plus viste et plus aisément, et les fait se
dilater et se filtrer, et ainsi marcher eux-
mesmes bien loin dans l'air, pour aider
ainsi à l'attraction du Soleil et de la
lumiere. Secondement, les esprits du
Vitriol incorporé avec le sang, ne peuvent manquer de faire le mesme voyage
avec les atomes de ce sang. Tiercement,
la main blessée expire et exhale cependant continuellement abondance d'esprits chauds et ignez, qui débondent

comme une riviere hors de la blessure
enflâmée, ce qui ne se peut faire que
la playe n'attire consequemment l'air
qui luy est le plus proche. Quatriéme-
ment cet air attire d'autre air le plus pro-
chain, et cettuy-ci encore d'autre : et
ainsi se fait un courant d'air attiré tout
autour de la blessure. Cinquiémement,
avec cet air viennent enfin les atomes et
les esprits du sang et du Vitriol, lesquels
estoient diffus et rpeandus bien loin dans
l'air par l'attraction qu'en avait faite
la lumière ou le Soleil. Et mesme peut-
estre que dès le commencement l'orbe
ou sphère de ces atomes et esprits s'éten-
doit dans cette grande distance sans
avoir besoin de l'attraction de l'air ou de
la lumiere pour les y faire venir. Sixié-
mement, ces atomes desang, trouvans
leur propre source et la racine origi-
naire d'où ils venoient, s'arrestent et
s'attachent-là et rentrent ainsi dans leurs
lits naturels, et demeures primitives ·

au lieu que l'autre air n'est que passager, et s'évapore aussi tost qu'il vient ; comme quand il est emporté par la cheminée, aussi tost qu'il est attiré dans la chambre par la porte. Septiémement les atomes du sang s'estans joints inseparablement avec les esprits vitrioliques, tant ceux-là que ceux-cy s'imbibent conjointement ensemble dans tous les recoins, fibres et orifices des veines qui se trouvent découvertes dans la playe du malade, confortent cette playe, et enfin la guerissent imperceptiblement. Or pour sçavoir pourquoy un tel effet ou guerison arrive si heureusement, il faut examiner la nature du Vitriol, il est composé de deux parties, l'une fixe, l'autre volatile. La fixe qui est son sel, est acre, mordicante, et en quelque degré caustique. La volatile est anodine, douce, balsamique et astringente et c'est pour cela qu'on se sert du Vitriol, comme d'un souverain remede dans les

collyres pour les inflammations des
yeux, et quand ils sont corodez et
comme écorchez d'une humeur ou de
fluxion acre et bruslante : et de mesme
dans les injections, où il guérit bientôt les
excoriations, et dans les meilleurs emplastres pour étancher le sang et incarner
les playes. Mais ceux qui sçavent tirer
l'huile douce du Vitriol, qui est sa pure
partie volatile, sçavent qu'il n'y a point
en toute la nature un baume qui soit pareil à cette huile. Car ce baume ou huile
douce guerit en tres-peu de temps toutes
sortes de blessures qui ne sont pas mor-
telles : il guerit et consolide les veines
rompuës de la poitrine, et jusqu'aux ulceres des poulmons, maladie incurable
sans ce baume. Or c'est cette partie volatile du Vitriol qui est emportée seule par
le Soleil (le grand distillateur de la nature) et qui par son moyen se dilate dans
l'air, et que la blessure ou la partie lesée
attire et incorpore avec son sang, avec

ses humeurs, et avec ses esprits : cela
estant on ne peut attendre autre effet de
ce Vitriol volatil, sinon qu'il ferme les
veines, qu'il arreste le sang, et qu'en peu
de temps, il guerisse la playe.

La methode et maniere primitive de
se servir de ce remede Sympathique,
estoit de prendre seulement du Vitriol
(mesme le plus commun) comme il
venoit des Droguistes, sans aucune preparation ou adition quelconque ; et le
faire dissoudre dans de l'eau de fontaine
ou plustost de pluye, en telle quantité
qu'y trempant du fer poly (par exemple
un coûteau) il sorte tout changé de couleur, comme s'il estoit changé en cuivre.
Et dans cette eau on mettoit tremper
quelque linge taché du sang de la blessure qu'on vouloit guerir, si le linge
estoit sec ; mais s'il estoit encore frais
et humide du sang, il ne falloit que le
sapoudrer avec de la poudre déliée de
semblable Vitriol, en sorte que cette pou-

dre s'incorporast et imbibast dedans le
sang encore humide ; et garder l'un ou
l'autre en lieu temperé ; sçavoir la poudre en une boëte dans la pochette, et
l'eau (qui n'admet point cette commodité) en quelque chambre où la chaleur
soit moderée. Et à chaque fois que l'on
met nouvelle eau vitriolique ou nouvelle
poudre à nouveau linge ou autre estoffe
ensanglantée, la personne sentoit nouveau soulagement ; comme si alors sa
playe avoit esté effectivement pensée par
quelque souverain medicament. Et pour
ce sujet l'on reïteroit cette façon de
penser soir et matin.

Mais maintenant la pluspart de ceux
qui se servent de ce remede de Sympathie, font diligence d'avoir du Vitriol romain ou de Cypre, puis ils le calcinent
à blancheur au Soleil. Et outre cela,
aucuns y adjoûtent de la gomme Tragaganthe, *facile est inventis addere.*
Pour moy j'ay veu d'aussi grands

et merveilleux effets du seul vitriol
de dix huit deniers la livre, comme
de la poudre qu'on prepare aujour-
d'huy plus cherement. Toutefois je
ne blasme point la presente pratique, au contraire je la louë, car la
raison l'appuye. Premierement, il semble que le plus pur et meilleur vitriol
doit faire les meilleurs effets. 2. Il semble que la calcination moderée, comme
est celle du Soleil, oste l'humidité su-
perfluë du vitriol, laquelle ne fait que
l'affaiblir, et mesme cette calcination
ne touche aucunement à ce qui en est
bon : comme qui feroit cuire un bouil-
lon clair, jusques à ce qu'il devienne
en gelée ou consommé, il le rendroit
plus nourissant. 3. Il semble que l'exposition qu'on fait du Vitriol au Soleil,
pour l'y calciner, rend ses esprits plus
disposez à estre emportez dans l'air par
le Soleil, quand il en est besoin, car on
ne peut pas douter que quelque partie

de ce feu œthéré des rayons Solaires, ne s'incorpore avec le Vitriol (comme on voit à l'œil, en calcinant l'Antimoine par un miroir ardent, car il augmente beaucoup de son poids, quasi de la moitié). Et en ce cas, la partie de cette substance lumineuse qui demeure dans le Vitriol ainsi calciné, sera fort disposée à estre enlevée en l'air par semblable lumiere et rayons Solaires : comme nous voyons que pour faire qu'une pompe attire mieux l'eau d'un puits, on y jette premierement un peu d'eau par en haut : or la lumiere enlevant facilement cette substance qui luy est connaturelle, elle enleve quant-et-quant plus aisément ce qui est incorporé avec icelle. 4. Ces rayons Solaires corporifiez avec le Vitriol, luy peuvent communiquer encore quelque vertu plus excellente qu'elle n'avoit : comme nous voyons que l'Antimoine calciné au Soleil, devient, de poison qu'il estoit

auparavant, un tres-souverain et balsamique medicament, et un tres-excellent
corroboratif de la nature. 5. La gomme
Tragaganthe, ayant une faculté gluti-
nante, et estant au reste tres-innocente,
peut aider à consolider plûtost la playe.

Je pourrois, Messieurs, adjouster à ce
que je viens de vous dire, plusieurs tres-
importantes considerations touchant la
forme et l'essence du Vitriol ; dont la
substance est si noble et l'origine si admirable, qu'on peut avec bonne raison
dire que c'est un des plus excellents
corps que la nature ait produit. Les
Chymistes nous asseurent que ce n'est
autre chose qu'une corporification de
l'esprit universel qui anime et perfec-
tionne tout ce qui existe en ce monde
sublunaire, lequel est abondamment attiré par un Aymant approprié ; par le
moyen duquel j'ay moi-mesme en peu de
temps, par la seule exposition d'iceluy
à l'air, fait attraction de plus de dix fois

son poids d'un Vitriol celeste, merveilleux en pureté et vertu : privilege, qui
n'a esté donné qu'à luy et au pur Salpestre vierge. Mais pour anatomiser
comme il faudroit la nature de ce trans-
cendant individu (peut neantmoins dire
en quelque façon universel et fondamen-
tal à tout corps) il seroit requis un discours beaucoup plus ample que tout ce
que je vous ay encore dit : mais comme
je vous ay déja entretenu si longtemps,
ce me seroit une extréme indiscretion
d'abuser de vostre bonté (qui m'avez
écouté jusques icy avec tant de patience
et d'attention) si j'entreprenois d'entrer
en nouvelle matiere, ou m'embarquer
en nouvelles questions. C'est pourquoy
remettant cela à une autre fois (quand
il vous plaira me l'ordonner) et revenant
pour le present à la considération gene-
rale de cette Cure, j'acheveray ce discours
aprés que je vous auray encore dit deux
ou trois mots qui ne sont pas de peu

d'importance, pour confirmation de
tout ce que j'ay ci-devant annoncé. Je
vous ay déduit les causes merveilleuses
des grands effets de cette Poudre de
Sympathie, dés leur premiere racine.
Ces causes fondamentales sont tellement
enchaisnées l'une à l'autré, qu'il semble
qu'il n'y ait point entr'elles aucun défaut
ny interruption dans toute leur suite :
mais nous serons encore fortifiez dans
la croyance de leur vertu et efficace, et
que ce sont elles qui produisent verita-
blement l'effet de tant de belles cures,
si nous considerons que lors qu'on pratique quelque changement en l'une de
ces causes ou en toutes ensemble, nous
voyons et appercevons incontinent un
effet tout different du premier. Si je
n'avois jamais veu une montre ou Hor-
loge, je serois bien surpris et estonné
de voir une main ou aiguille marquer
regulierement les heures sur la platine
du Quadrant, et qu'elle se tourne et fait

sa ronde entiere toutes les douze heures sans que je voye rien qui pousse cette aiguille. Mais si je regarde de l'autre costé, je vois des roües, des ressorts, et des contrepoids qui sont en continuel mouvement : ce qu'ayant consideré, je soupçonne incontinent que ces roües sont la cause du mouvement ou tour-noyement de l'aiguille ; quoy que je ne puisse pas discerner ny reconnoistre comment ces roües mouvantes font mouvoir l'aiguille du Quadrant, à cause de la platine qui est entre les deux. Je raisonne donc ainsi en moy-mesme, di-sant que tout effet doit necessairement avoir une cause; et que tout corps remué, doit aussi recevoir par necessité son mouvement de quelqu'autre corps qui le touche. Or je ne vois point d'autres corps qui fassent mouvoir et tourner l'aiguille du Quadrant, que les roües : partant je suis fortement persuadé que ce sont elles qui font tourner l'ai-

guille. Mais aprés que j'auray arresté le
mouvement de quelqu'une de ces roües,
ou osté le contrepoids, ou laissant
en liberté la roüe arrestée, l'aiguille
retourne immediatement à son train ordinaire, et que faisant aller plus viste
quelque roüe avec mon doigt, ou
que changeant le contrepoids, l'aiguille
se haste et s'avance à proportion plus
qu'elle ne faisoit : alors je suis convaincu
et entierement satisfait, et je conclus absolument, que ces roües ou contrepoids
sont la veritable cause du mouvement de
l'aiguille. De mesme, si empeschant
l'action de quelqu'une des causes que
j'ay establies pour le veritable fondement de la Poudre de Sympathie, j'al-
tere, retarde ou empesche la guerison
de la place, je puis conclure hardiment
que les causes susdites sont les legiti-
mes et veritables, et qu'il n'en faut point
chercher d'autres. Examinons donc
nostre affaire par ce biais-là. J'ay dit

que la lumiere emportant ces atomes
de Vitriol et de sang, et les dilatant à
une grande estendüe dans l'air, la playe
les attire et est d'abord soulagée, et
puis ensuite guerie par les esprits du
Vitriol qui est balsamique. Mais si
vous mettez le bassin ou la poudre avec
le linge taché du sang, dans une armoire
faite dans une muraille en quelque coin
d'une chambre froide, ou en une cave
où la lumiere ne donne jamais, et d'où
l'air ne sort point, et partant est cor-
rompu, et sent le relant, en ce cas-là,
la playe ne sentira aucun effet de cette
poudre : et le mesme arrivera, si ayant
mis en quelque coin le bassin ou la poudre, vous les couvrez avec beaucoup de
couvertures épaisses, estouffantes et
spongieuses, qui imbibent les atomes
qui en pourroient sortir, et qui retien-
nent la lumiere et les rayons qui y
entrent et qui s'y arrestent et s'y perdent.

Aussi, si vous laissez congeler en

glace l'eau vitriolée où le linge est trempé,
le blessé sentira au commencement un
grand froid à sa playe, mais quand le
tout est glacé, [il ne sentira ny bien
ny mal, dautant que ce froid congelant
constipe les pores de l'eau laquelle ne
laisse point alors transpirer ou sortir les
esprits. Si on lave le linge taché, en
vinaigre ou lessive, qui par leur acrimonie penetrante emportent tous les esprits
du sang, devant que de luy appliquer le
Vitriol, il ne fera aucun effet ; mais si
l'on ne le lave que d'eau simple, il ne
laissera pas de faire quelque chose, car
elle n'en emporte pas tout, neantmoins
l'effet n'en sera pas si grand, comme si
le linge n'avait point esté lavé du tout ;
car alors il est plein de tous les esprits
du sang. La mesme cure se fait appliquant le remede à l'épée qui a blessé la
personne, si ce n'est que l'épée ait esté
fort chauffée au feu, car il ferait évaporer tous les esprits du sang ; ce qui ren-

droit l'épée inhabile pour cette cure. Et
voicy la raison pourquoy l'on peut penser l'épée : C'est que les esprits subtils
du sang, penetrent dans la substance de
la lame de l'épée, jusques à l'estenduë
que la lame a esté portée dans le corps
du blessé, et ils font là leur residence,
sans que rien les en puisse chasser, excepté, comme j'ay dit, le feu. Pour preuve
de quoy, tenez-la sur un rechaud de feu
moderé, et vous verrez sortir du costé de
la lame opposé au feu, une petite humidité qui ressemblera à la tache que
l'haleine fait sur un miroir ou sur la
mesme lame polie : et si vous la regar-
dez à travers quelque verre qui grossit
beaucoup les objets, vous verrez que
cette rosée d'esprits consiste en de petites bulles ou vessies enflées. Et quand
une fois elles seront évaporées entierement, vous n'en verrez plus sur cette
épée, si elle n'étoit poussée de nouveau
dans quelque corps vivant. Ny mesme

dés le commencement vous ne les verrez autrepart, que précisément sur la
partie de la lame qui est entrée dans la
playe. Cette subtile penetration de ces
esprits dans le dur acier, aide à la croyance de l'entrée de semblables esprits
dans la peau d'une femme grosse,
comme je vous avois promis, en traitent le sixiéme principe, de remarquer
en son lieu. Or donc pendant que ces
esprits sont dans l'épée, elle servira à
guerir le blessé : mais après que le feu
les a une fois chassez, le remede appliqué à cette épée, ne fera rien du tout.
De plus si quelque chaleur violente
accompagne ces atomes, elle enflâme la
blessure ; mais le sel commun y peut
remedier, l'humidité de l'eau humecte
la playe, et le froid cause le frisson à la
personne blessée. Pour confirmer toutes
ces particularitez, je vous pourrais dire
plusieurs notables histoires. Mais j'ay
déjà trop exercé vostre patience, et par-

tant je n'en feray point icy de mention ;
mais je m'offre d'en entretenir en particulier ceux de cette digne Assemblée,
qui pourroient avoir la curiosité de les
entendre.

Je finis donc, Messieurs, en vous re-
presentant que tout ce mystere se gou-
verne par voye et circonstances naturelles, quoy que par des esprits et ressorts tres-subtils. Il me semble que mon
discours vous a assez évidemment montre qu'en cette cure il n'est pas besoin
d'admettre une action par un Agent
distant du patient, je vous ay tracé une
réelle communication de l'un à l'autre,
à sçavoir d'une susbtance balsamique
qui se mesle corporellement avec la
playe. C'est une chetive lascheté et peti-
tesse de cœur, et une crasse ignorance
d'entendement, de pretendre quelque
effet de magie ou de charme, et de limi-
ter toutes les actions de la nature à la
grossiereté de nos sens, quand nous

n'avons pas suffisamment consideré ny examiné les causes et principes sur lesquels il convient fonder nostre jugement. Il n'est pas besoin d'avoir recours à un Demon ou à un Ange pour cette difficulté :

Nec Deus intersit, nisi dignus vindice nodus. Inciderit.

FIN

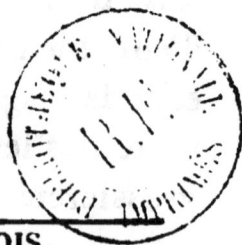

Tours. — Imp. ROGER DUBOIS.

UNION SPIRITUALISTE

—

SIÈGE SOCIAL

PARIS — 78, rue Taitbout, 78 — PARIS

—

Qu'est-ce que l'*Union Spiritualiste*?

C'est d'abord le groupement de tous les convaincus, qui apportent à l'œuvre le concours de leur personnalité, quelques-uns de leur parole, tous de leur propagande, incessante, perpétuelle, d'autant meilleure qu'elle est amicale, d'autant plus efficace qu'elle est faite par des gens d'une honorabilité reconnue.

Créée pour l'anéantissement des idées matérialistes qui renferment l'esprit dans un moule dont il ne peut sortir, qui le rapetissent, qui l'abaissent, tous les esprits éclairés la composant réuniront les preuves de la spiritualité. Tous viendront à la rescousse contre cette bastille : le matérialisme, qui permet toutes les folies, qui autorise tous les crimes. . et qui, hélas! parfois, n'en explique que trop bien l'exécution.

L'*Union Spiritualiste* n'a pas une mission de parade. Le programme des études à mener à bonne fin est considérable. Chaque mois, en dehors du labeur des commissions spéciales, au moins deux réunions permettent de puiser, dans les conférences d'écrivains éloquents et connus, les arguments qui aident à faire pénétrer les idées spiritualistes dans les milieux mêmes les plus réfractaires. Des articles sont fournis à tous les journaux, à toutes les revues qui veulent aider à l'œuvre, et ce n'est là qu'un aperçu très sommaire de ses travaux. Il lui faut se préoccuper, sans cesse, de la propagande, par brochures, conférences, et tous les moyens usités.

Son oriflamme, ce sont les couleurs françaises qui toujours ont été à travers le monde précédant les généreuses et fécondantes idées En exergue : « le Triomphe de l'Esprit sur la Matière. »

Comme but à atteindre, la propagation, mieux, la vulgarisation des idées spiritualistes toujours revivifiantes, qui consolent et qui enthousiasment.

Le spiritualisme régnant partout, la question sociale serait autrement facile à résoudre.

Comme moyen : le concours de tous les spiritualistes, hommes ou femmes, pénétrés de cette grande et généreuse idée que répandre les idées spiritualistes c'est travailler à l'affranchissement des esprits, au bien être moral et matériel des masses.

Comme organe : la *Revue scientifique des Idées Spiritualistes* qui, dans les questions où l'on doit jeter les lueurs du flambeau de la science et de la vérité, sera toujours au premier plan.

Les *Statuts* sont envoyés gratuitement à toute personne en faisant la demande au siège social de l'Union, 78, rue Taitbout, ou aux bureaux de la *Revue*, 60, rue de Turbigo.

94   REMEDES

ton, huile de Ungula-Caballina,
de l'eau de Plantin & de Roſes, de
chacune deux dragmes, eau d'Aſ-
pic deux dragmes, eau d'Eſtragon,
eau de Bourroche, de chacune demie-once ; deux Muſcades, deux
Cloux de Girofle, & un peu de fleurs
de Muſcade, le tout en poudre mêlé enſemble, puis faites boüillir à
petit feu, juſqu'à ce que cela ſe re-
duiſe en onguent, dont vous oindrez la partie douloureuſe ſi chaud
que le malade le pourra ſouffrir:
eſtendez-en ſur des linges & les
appliquez.

Autre.

IL faut prendre un pain blanc d'un
ſol que couperez en petits morceaux, & mettrez dans l'eau froide,
puis prenez une poignée de feüilles
de Roſes rouges ; le jaune & blanc
de deux œufs battus enſemble, pour
deux ſols de Safran ſec en poudre,
& puis tirez le pain de l'eau & le
faites boüillir dans du lait avec le
reſte des ingrediens, & l'applique-

rez si chaud que le malade pourra
l'endurer.

Remede infaillible pour la Sciatique & Rhumatisme.

VOus prendrez Storax liquide,
Cire jaune, Poix neuve & Miel,
de chacun quatre onces ; de la Canelle, du Poivre en poudre, de chacun une once : mettez tout ensemble dans un pot neuf que laisserez
boüillir un boüillon , le remuant
soigneusement, puis ostez-le du feu,
& y mettez quatre onces d'Aloës, &
une once d'huile de Fleurs-de-Lis:
Faites-les toutes bien incorporer en
remuant, puis remettez le pot sur
la cendre chaude ou braise, & remuez toûjours, jusqu'à ce qu'il soit
en consistance d'onguent que mettrez sur du cuir & appliquerez : Si
le mal est dans toute la cuisse, il faut
prendre une peau d'Agneau entiere
pour l'enveloper & pour servir d'emplastre , que vous pourrez laisser
sept ou huit jours, s'il en est besoin.
Si quelque temps aprés vostre mal

revient, vous appliquerez derechef
ce Remede, car il se gardera long-
temps.

*Remede pour les Ecroüelles du Do-
Eteur Farrar, qui m'a asseuré d'en
avoir guery des opiniastres & inve-
terées, touchées plusieurs fois par
le Roy d'Angleterre, pansées par les
plus habiles Chirurgiens, & abandonnées comme incurables.*

PRenez des Limaçons de Jardins
ou Vignes, à coquilles grises ou
blanches, pilez lesdits Limaçons dans
un mortier avec un peu de Persil,
jusqu'à ce qu'ils soient en consistance d'emplastre qu'appliquerez sur les
Ecroüelles, & en changerez une
fois en vingt-quatre heures. Ce Remede est bon aussi pour appaiser la
douleur de la Goute chaude.

*Autre Remede éprouvé par le Da-
Eteur Havervelt.*

PRenez de bon Mercure sublimé
fait par le Vitriol de Dantzic,
& calciné au jaune avec Sel & Salpêtre,

pêtre, dans la proportion ordinaire :
mais aprés qu'il eſt ſublimé, il faut
le ſublimer encore une fois par ſoy-
même, & en prendre ſeulement la
partie criſtalline, une once que broyerez dans un mortier de verre avec ſon
pilon, juſqu'à ce qu'elle ſoit en poudre bien ſubtile, que vous mettrez
dans une grande bouteille de verre,
& verſerez deſſus deux pintes de bonne eau de fontaine. Bouchez bien ledit vaiſſeau, & le laiſſez ainſi quelques jours, l'agitant & remuant ſou-
vent : puis l'ayant laiſſé repoſer, au
moins vingt-quatre heures, verſez-
en le clair, que filtrerez par un entonnoir de verre : Prenez une cuillerée de cette eau, & la mettrez dans
une phiole avec deux cuillerées d'eau
de fontaine : remuez-le bien enſemble en agitant la phiole, puis mettez
la liqueur dans un verre, & la donnez au malade le matin à jeun. Il
ſe doit tenir chaudement, qu'il ſe
poúrmene tant qu'il poutra ; mais
ne boive ny mange que deux ou trois
heures aprés que la Medecine aura

operé ; Ce qui se fera par des selles
& un vomissement facile. Le lendemain si vous vous sentez assez fort,
prenez-la derechef : que si c'est trop
de la prendre tous les jours, vous pouvez laisser quelque jour d'intervalle.

Par ce Remede on guerit toute sorte d'Ecroüelles ouvertes ou fermées
le Cancer ou Loup, soit aux mamelles, ou autres parties du corps :
Toute sorte de Pustules & Ulceres : Toutes vieilles blessures
telles qu'elles soient. A un enfant
vous donnerez la doze moindre de
l'eau Medecinale & de l'eau fraîche.
Aprés le premier ou second vomissement, le malade pourra prendre
quelque boüillon clair, comme l'on
a accoûtumé de faire en pareilles occasions.

*Remede pour les Ruptures ou Hernies,
experimenté par le Docteur Floid, qui
en a guery une Dame de qualité.*

PRenez Sigillum-Salomonis, Aigremoine, & Scolependre, Poli-
trix, racine de fraisier ; de chacune
une poignée, que vous pilerez tou-

tes dans un mortier , puis les ferez
boüillir dans deux pintes de vin blanc,
mesure de Paris, l'espace de deux heures , le vaisseau bien bouché , afin que
les esprits ne s'exhalent, ensuite passez la liqueur par un linge que presserez fort , & en donnez à boire au
malade un bon verre le matin à jeun;
une autre une heure aprés, & continuërez ainsi jusqu'à l'entiere guerison, en prenant ces deux verres tous
les matins.

*Autre Remede, par lequel a esté guery
un enfant d'une Hernie venteuse.*

PRenez la fiente d'une vache bien
chauffée devant le feu, & esten-
dez-la sur du cuir en forme de cataplasme, puis mettez dessus de la semence de Cumin & l'appliquez tout
chaud, estant refroidy , vous en mettrez de nouveau, l'enfant fut guery
en deux jours ayant continué le cataplasme comme dessus sans intervalle.

Remede pour les Defcentes de Boyaux.

PRenez environ une once de fiente de cheval entiere : une once
de racine de Feugere mafle en poudre, une once d'Hermonial en gomme: mettez le tout boüillir dans du
vinaigre, & en faites une emplaftre
que vous appliquerez fur la Defcen-
te bien ferrée avec un Brayer.

Remede pour le Cancer, foit à la ma-
melle ou à la bouche, ou autre en-
droit du corps.

IL faut prendre la groffeur d'un
œuf d'Alun que vous ferez diffoudre dans de l'eau de fontaine, puis
faites rougir un morceau d'acier & refroidir dans ladite eau : Continuez fix
ou fept fois la même chofe, puis
trempez du charpie dans cette eau,
enfuite vous effuyerez le pus du Cancer avec ce charpie. Il ne faut pas effuyer deux fois à une même place
avec le même charpie: car vous re-
mettriez la matiere que vous auriez
oftée des autres endroits. Conti-

nuez à essuyer avec de nouveau charpie tant que vous ayez bien tout nettoyé, puis prenez un grand morceau de charpie trempée dans ladite eau pour en couvrir entierement le Cancer, & mettez dessus une emplastre de Diapalme. Changez tous les matins & soirs jusques à guerison, laquelle arrivera en peu de jours.

Autre Remede pour le Cancer.

PRenez des Panais sauvages (les fleurs en sont blanches & fort petites) que pilerez ensemble; sçavoir, fleurs, feüilles & tige : & les appliquerez sur le mal en forme de Cataplasme, dont vous changerez le matin & soir, il guerira en fort peu de temps.

Remede pour le Chancre de la bouche.

PRenez neuf feüilles de Chicorée, autant de Plantin, & autant de Rhuë, que vous ferez boüillir ensemble dans de l'eau de fontaine avec une cuillerée de Miel, l'espace d'un quart-d'heure : puis ostez-le du

feu, & en gargarifez la bouche,
& même en beuvez, frottez & nettoyez voftre bouche avec l'herbe &
guerirez infailliblement.

Autre Remede pour le chancre de la bouche.

PRenez une pinte de vinaigre fort,
mettez-y de l'alun de roche la
groffeur d'une noix. Puis le faites
boüillir avec du miel, autant qu'il
en faut pour l'adoucir : vous garga-
riferez la bouche de cette liqueur
chaude, & mettrez fur le mal un
linge trempé dans icelle.

Remede pour le mal des Poulmons, de Monfieur Lumeley Chirurgien.

PRenez la pelure épaiffe de fix
pommes de reynette, que ferez
boüillir dans trois chopines d'eau à
la diminution d'une pinte, & vous
l'adoucirez avec du Sucre-Candy.
Beuvez-en un bon verre en vous couchant. Cette liqueur eft bonne auffi
pour la fiévre, en la prenant dans
un peu de fyrop de citrons.

*Autre Remede pour la Toux & le
mal de Poulmons, de la Comtesse
de Kent.*

PRenez une livre du meilleur miel
que ferez fondre dans un pot
de terre, puis ostez le du feu, & y
mettrez pour deux sols de fleur de
soulphre, & autant d'Enula Campana, autant de reglisse en poudre,
& autant d'Eau-Rose, remuez bien
tout ensemble pour les faire incorporer. Puis mettez-le dans de la
Fayance, & en prenez la grosseur
d'une noix le matin & le soir, & à
toute heure quand vous serez incom-
modé de la Toux, comme la nuit.
Faut le laisser fondre peu à peu en
vostre bouche, & non pas l'avaller
tout d'un coup.

*Autre Remede pour le mal de
Poulmons.*

PRenez une Poularde que rem-
plirez des ingredens suivans, sçavoir d'une once de conserve de roses,
conserve de bourroche & buglose,

I. iiij

de chacune demie-once : des pepins
de pomme de Pin, des Piſtaches, de
chacune demie-once : Pillez cela dans
un mortier ; puis prenez carabé ou
ambre jaune en poudre demie-once :
mêlez tout cela enſemble, & le mettez dans la Poullarde, dont vous
couferez le ventre afin que rien ne
ſe perde. Puis faites la boüillir dans
trois pintes d'eau ; mettez-y de l'aigremoine, endive, cicorée, de chacune une poignée ; racine de fenoüil,
racine de capres, & des gros raiſins
bleus ſans les pepins, de chacun une
poignée. Quand ladite Poullarde ſera
preſque cuitte, vous la tirerez & la
pilerez dans un mortier, puis la remettrez dans la liqueur pour la faire boüillir encore deux ou trois boüillons. Enſuite paſſez cela par un
tamis ou linge, & y mêlez un peu
d'eau de roſes rouges, & une chopine de vin blanc, & vous en boirez
le matin à jeun dans le lit, & dormez aprés ſi vous pouvez.

Autre Remede pour le mal de Poulmons.

PRenez deux ou trois os de bœuf où il y a de la moëlle: brisez-les & les faites boüillir dans quatre pintes d'eau jusques à la moitié de diminution. Puis passez la liqueur & la laissez refroidir, pour la mettre aprés dans un pot de terre avec un Poullet masle, un jaret de veau, & la crouste de dessous d'un pain blanc: puis deux onces de raisins sans les pepins: six dattes & un peu de fleurs de muscade. Vous laisserez boüillir cela jusques à consistance de la moitié. Ensuite passez-le par un linge, & prenez des pistaches dont vous ferez émulsion, que mêlerez avec vostre boüillon, & l'adoucirez avec du sucre, & en prendrez un demy-septier de bon matin, & sur les trois heures aprés midy. Ainsi vous continuërez pour quelque temps.

Eau excellente pour les Poulmoni-
ques, ou ceux qui font en danger
de l'eftre.

PRenez trois chopines de lait, une
pinte de vin rouge, que mêlerez bien avec douze jaunes d'œufs
frais bien battus. Puis mettéz-y du
pain blanc tant qu'il en faut pour
imbiber tout le vin ; enfuite ajoûtez-
y des fleurs de primulaveris , diftillez le tout : & de cette eau diftillée
vous prendrez une cuillerée dans un
boüillon fait de mouton ou volaille,
pendant un mois, & ferez guery.

Autre Remede pour les Poulmoniques,
& ceux qui crachent du fang.

PRenez l'herbe nommée Ungula
Caballina, qu'incorporerez bien
avec du lard , & le jaune d'un œuf
frais , & les ferez boüillir enfemble
dans une poëlle, & en ferez manger
le matin au malade , neuf ou dix
jours de fuite , & vous en verrez les
effets. Cette Medecine eft auffi bonne pour faire devenir une perfonne
graffe.

Autre Remede infaillible pour les per-
sonnes qui crachent du sang, éprouvé
par Monsieur Boile.

VOus prendrez de la racine de
confolida fix onces , deux poignées de feüilles de plantin que pilerez bien enfemble dans un mortier,
puis en preffer le jus & paffer par un
linge, dont vous ferez un fyrop, ayant
laiffé raffeoir ladite liqueur. Prenez
de ce fyrop plufieurs fois le jour, une
ou deux cuillerées à chaque fois. Si
vous voulez vous en fervir d'abord,
vous prendrez parties égales de jus
& de fucre : mais fi vous le gardez
toute l'année , il y faut mettre deux
parts de fucre fur une de jus.

Autre.

FAut prendre du jus de Betonica
que mêlerez avec du lait de Ché-
vres, & le ferez boire au malade à jeun
durant trois ou quatre jours.

Pierre medecinalle de Monsieur Trear Chirurgien fameux de Paris, tirée de son livre, que la veuve me prêta l'an 1660.

VOus prendrez premierement une livre de vitriol verd, demie-livre de vitriol blanc, une livre & demie d'Alun, d'Anatron & de sel commun, chacun trois onces, sel de tartre, d'armoisie, d'absinthe, de cicorée, de plantin, de persicaire, de chacun demie once : que tous ces sels soient mis dans un pot neuf de verre, dans lequel on jettera suffisamment de vinaigre rosat. Ensuite vous faut faire cuire cela lentement sur les charbons en l'agitant souvent; & lors qu'il commence à s'appaiser jettez y une demie-livre de ceruse de Venise bien pulverisée, quatre onces de Bol armenic, faut avoir soin de le bien mêler : continuez cette agitation sur le feu, jusqu'à ce que cette masse soit reduite en pierre, que vous garderez pour l'usage, ayant brisé ce pot.

Ses vertus & usages.

QUand à ses vertus, elles sont innombrables: quant à la maniere de s'en servir elle est telle.

Faut prendre de l'eau de pluye, y faire liquefier une once de ladite pierre; à faute d'eau de pluye, celle de riviere peut suppléer, mais non de fontaine. Faites ensuite la mixtion, & jettez le reste, car on ne se sert que de l'eau claire en y trempant un linge.

Elle guerit premierement tous les ulceres exterieurs du corps, estans lavez soir & matin, & y appliquant le linge moüillé de ladite eau.

Elle arreste toutes les defluxions, mondifie & fortifie la playe, desseiche les ulceres inveterez, purifie & nettoye toutes les parties malades, au grand étonnement & admiration de ceux qui en font experience.

Elle affermit les dents, empesche la putrefaction des gencives, arreste les larmes des yeux, mitige la douleur & en oste les rougeurs, les côtez seulement des paupieres estant arrousez de ladite Eau avec une pe-tite plume ou autre chose propre.

Si l'on veut encore s'en servir aux yeux pour l'ophtalmique, on la peut méler avec l'eau de roses & de ver-veine, dans lesquelles ladite pierre se dissoudra ; toutefois si c'est avec l'eau de verveine qu'on la dissout, il faut que ladite herbe soit cueillie au mois de Juin & Juillet avant le Soleil levé ; & la laisser un mois en digestion, puis la distiller.

Elle guerit du feu sacré ou de saint Antoine : commes aussi des heresipe-les, mettant un linge trempé dans icelle, sur le mal.

Il faut observer de moüiller ledit linge aussi-tost qu'il est sec, & sans doute on sera guery dans vingt-qua-tre heures ; que si par hazard il y de-meure quelques trous, il les faut humecter de ladite Eau, & l'on ver-ra des effets aussi surprenans que profitables. Pour les galles tant des mains que du corps vous vous en laverez le soir avant que vous alliez coucher.

Elle guerit aussi les dertres: mais il faut que l'Eau soit un peu plus forte, & qu'elle ait moins servy, car pour lors elle a plus de vertu, comme il est facile de juger. Elle est aussi excellente pour la teigne.

Ses effets font miraculeux pour les chancres déja ouverts des mamelles: elle ne l'est pas moins pour ceux de la bouche, outre qu'elle est grandement bonne pour quelque mal de gencive que ce soit.

Elle guerit le Noli me tangere, ulceres du gosier & autres excoriations de bouche, de quelque maniere qu'elles soient arrivées. Il faut chauffer un peu cette Eau, & s'en gargariser la bouche: que si le mal estoit un peu trop grand, vous y tremperez un pinceau & en laverez la partie affligée.

Elle mortifie & mondifie quelque playe que ce soit, quoy qu'inveterée; & ce qui est de plus remarquable, c'est que son operation se fait sans faire sentir aucune douleur au malade.

ITEM. Si ceux qui ont des puſtules ou veſſies blanches aux pieds, ſe lavent de ladite Eau, ils ſont aſſurez d'eſtre bien-toſt gueris.

C'eſt encore en medicament grandement bon pour les apoſtêmes y appliquant comme cy-deſſus, un linge moüillé de cette Eau.

Pour toute ſorte de brulûres, ſoit de feu, fer, plomb, huile, graiſſe: il faut ſeulement mettre deſſus la brulûre le linge qui aura trempé dedans l'Eau, & continuer quelques jours.

Pour le Fit qu'on appelle ordinairement le feu de Saint Fiacre (c'eſt un mauvais ulcere entre les doigts ou autres parties) de quelque eſpece qu'il ſoit, il ſera guery en y appliquant un linge trempé dans cette Eau comme deſſus.

On peut ajoûter de la mirrhe & de l'encens, faiſant toûjours lentement la coction; afin que par la force du feu, la vertu des ingrediens ne s'évapore, ou que les gommes de mirrhe & d'encens ne ſe brûlent.

Ptiſanne

Ptizanne laxative de Monſieur Trear.

PRenez une bonne poignée de
Pimpernelle, demie-once de Sené,
demie-once d'anis verd, demie-once
de regliſſe, le poids d'un écu de
Rhubarbe, demie-once de criſtal
mineral, pour deux ſols de canelle
en baſtons, deux citrons à jus. Faut
mettre le tout dans la decoction des
herbes trempées vingt-quatre heures,
& en prendrez un bon verre le matin, un autre devant dîner, & un
troiſiéme ſur les quatre ou cinq heures aprés midy, s'il en eſt beſoin.

*Eau clairette contre là Gángrene, par
laquelle il s'eſt fait des cures admirables.*

VOus prendrez de l'encens blanc,
maſtic bien net, geroſle galanga, canelle, cubebes, de chacun
deux onces, bois d'Aloës une once,
le tout en poudre, puis y mettrez
deux onces de Therebentine de Veniſe, miel blanc une once, quatre
livres d'Eau de Vie bien rectifiée.

K.

Laissez infuser tout cela dans une cornuë de verre bien bouchée l'espace de vingt-quatre heures; aprés le distillerez au bain marye, jusqu'à ce que vous ayez tiré deux eaux, dont l'une est clairette, & c'est la bonne, l'autre blanche: vous les mêlerez ensemble & les garderez pour l'usage.

Il faut pour s'en servir faire un peu tiedir cette eau, en laver la partie malade, y laisser du charpie ou linge trempé dans icelle, que ne releverez point que six heures aprés.

Si vous voulez pousser la susdite matiere sur le sable aprés vostre eau tirée, vous en ferez une huile fort vulneraire, qui est particulierement excellente pour les vieilles playes & ulceres inveterez.

Huile d'or avec laquelle un homme de qualité guerit la Gangrene, tous les vieux ulceres, Chancres, Cancers, &c.

PRenez esprit de sel deux parts, esprit de Nitre une part, dans lesquels vous ferez dissoudre tant

d'or en feüille que cette liqueur en
pourra diſſoudre : puis la diſtillerez
à chaleur lente du bain marye, juſqu'à ce que l'or ſoit en gomme ou
ſel criſtallin, que ferez diſſoudre par
ſoy-même à l'air, puis diſtillerez de
rechef & la reſoudrez : continuez
tant de fois qu'elle ne ſe congele plus,
& qu'elle demeure liquide & colo-
rée, de laquelle oindrez les ulceres,
y trempant une plume, que paſſerez
legerement ſur toute la partie affligée & tout à l'entour. Par ce Remede il a guery en dix jours un ulcere fort malin à la jambe d'un homme ; qui l'avoit depuis trois ans:
Comme-auſſi un Cancer à la joüe
d'une femme, en quinze jours ; laquelle femme avoit eſté long-temps
entre les mains des Chirurgiens, qui
n'en pûrent venir à bout. Il en a
encore guery une autre qui ayoit dix-
ſept Chancres, *in pudendo*, en l'eſpace de quinze jours.

Remede contre les piqueures & mor-
sures des Serpens & Couleuvres, ex-
perimenté par Monsieur du Buisson,
à Flaires.

VOus prendrez de la petite con-
solida ou pacrette à fleurs blanches, du Cerfeüil, du blanc de porreau, du grand plantin large, de
chacun une poignée: du jetton de
genina les extremitez, deux poignées,
de la créme douce de lait du même
jour à discretion, une bonne poignée de gros sel marin. Il faut piler
le tout ensemble, & du jus en frotter la morsure, laquelle sera dure
dans la chair, & quelquefois noire:
mettez aprés tout le marc sur la
partie, & la bandez bien avec un
linge, l'enfleure se dissipera en peu de
temps, & le mal guerira.

Ce Remede se peut faire en tout
temps. Monsieur du Buisson en a
fait des cures à des personnes à qui
les Chirurgiens vouloient couper les
bras & jambes; entr'autres à un homme qui avoit esté mordu d'une cou-

leuvre. Il fut guery en ma presence
un Bohemien, qui avoit le bras tout
noir de coups.

Invention nouvelle du blanc du Tabac,
propre pour diverses maladies, & que
l'on peut prendre selon que je le dé-
peindray cy - après ; il fortifie la tête
& la memoire , emporte les déflu-
xions , ainsi que l'on apprendra en
la maniere suivante.

IL faut sçavoir avant toutes choses
que le Tabac commun que l'on
prend auiourd'huy en fumée est une
chose fort dangereuse & nuisible, &
qui est la cause de plusieurs maladies;
car encore que le Tabac de soy-même est une herbe souveraine , estant
appellée des anciens, Herbe Royale,
si est-ce pourtant qu'estant prise selon l'usage commun, avec une pipe
de terre, tirée en fumée par la bouche, c'est un poison fort dommagea-
ble; car un chacun peut aisément
iuger que l'huile baume qui y entre
est dissipée par le feu de la pipe, &
que l'humeur n'attire rien à soy que

ce qui ne vaut rien , & qui trouble
les fens & l'efprit naturel de l'homme , en forte que celuy qui l'a pris
en devient comme fol & infenfé le
plus fouvent , principalement ceux
qui ne l'ont pas accoûtumé , comme l'experience le témoigne: J'efti-
me donc pour le certain , que cette
nouvelle invention ne vaut pas feulement mieux que la fumée du commun Tabac, mais qu'il eft fort fain;
& voicy comme il faut prendre ce
mien Tabac blanc.

Prenez un pot de terre de quelle
forme il vous plaira , & autant gros
que vous voudrez, pourvû qu'il foit
bien verny dedans & dehors, & bien
couvert, il faudra que le pot foit
troüé au milieu du ventre, de trois
ou quatre trous , où vous ficherez
de petits tuyaux de la longueur d'un
quart d'aune , puis vous verferez
dans ce pot environ la quantité de
de demy pot de vin , & y mettrez
des feüilles de Tabac meures & fe-
chées une demie poignée, Betoine,
Euphrafe, feüilles de rofes rouges la

moitié autant que du Tabac, Canelle un quart d'once, faut couper
les herbes menu , & la Canelle &
graine les piler enfemble, puis mettrez le tout dans le pot fur un re-
chaut , où vous le ferez boüillir toûjours couvert , il en procedera une
excellente & odoriferante vapeur par
lefdits tuyaux , laquelle au lieu de
cette méchante fumée de Tabac commun vous tirerez par la bouche &
l'y laifferez quelque temps , puis la
ietterez dehors, il nettoye & purifie
le cerveau , deffeche les humeurs,
fortifie la tefte, guerit le mal de dents,
& toutes defluxions des yeux , des
oreilles, & de la bouche; il a encore
d'autres vertus innombrables.

Excellent onguent pour guerir toute
forte d'Ulceres vieux & nouveaux,
pour faire aboutir les tumeurs, &
fortifier les parties, de Monfieur de
Boisguillaume.

IL faut prendre un pot de terre
neuf bien verniffé , demie-livre
d'huile d'olive, deux onces de ceru-

fe, deux onces de litarge d'or, deux
onces de poix de Bourgogne, huit
onces de cire neuve, deux onces de
bonne mirrhe.

Pour le faire cuire faut commencer par l'huile, fçavoir demie-heure
toute feule, puis la ceruse dans icelle une bonne heure, la litarge d'or
aprés une demie-heure, la poix fans
broyer un quart-d'heure, la ceruse
& la litarge doivent eftre broyées : la
cire doit eftre mife par morceaux
aprés les chofes fufdites, pour-y être
une demie-heure, & le tout à petit
feu, fans faire boüillir l'onguent:
faut remuer de temps en temps, excepté la poix de Bourgogne; enfuite retirez le pot, & y mettez la mirrhe peu à peu, en remuant jufqu'à
ce que vous voyez que l'onguent fe
prenne. Il faut le laiffer répofer
trois jours avant que s'en fervir, la
mirrhe fe fond mieux n'eftant pas fi
fort broyée.

Les emplaftres font de linge, &
l'onguent eftendu fur iceluy fort
mince.

Autre

Autre Remede pour les morsûres de Serpens & Chiens enragez.

PRenez une poignée de pignons ou amendes de noisettes, autant de Rhuë, un ail entier, que pilerez tout ensemble avec un peu de Theriaque, & si c'est pour morsure de Couleuvres, Serpens ou Viperes, vous boirez cecy dans du vin ou de la biere : si c'est d'un chien enragé, vous le prendrez dans du lait, & appliquerez sur le mal la masse dont vous aurez tiré le jus.

Autre Remede contre la morsure de chiens enrage, tant pour les hommes que pour autres animaux.

IL faut prendre une dragme de Theriaque, une poignée de Rhuë, une cuillerée de raclures d'estain, que ferez boüillir tout ensemble dans une pinte de biere à diminution de la moitié : puis boirez deux cuillerées de cette liqueur matin & soir, & quelquefois le jour.

L

Remede pour la Gangrene.

PRenez une bonne poignée de feüilles de Betoine d'eau, non de bois, que ferez boüillir dans une pinte de bonne Eau de Vie, à la diminution de moitié : puis après avoir fait incision cruciale, en laverez la partie gangrenée ; étuvez - la bien avec les feüilles, dont en laisserez trois ou quatre sur le mal selon la grandeur.

Remede fort éprouvé contre la Gangrene.

PRenez demy pot de vin & autant de vinaigre, une once de Sabine, une demie-once de Vitriol, une cuillerée de miel, que vous ferez le tout boüillir ensemble, jusqu'à ce qu'il soit diminué des trois parts, puis l'appliquerez tout chaud.

Autre.

PRenez raves gelées que vous raperez & en appliquerez sur le mal.

Autre.

PRenez deux onces de Salpêtre, que vous ferez boüillir dans l'urine du malade, & vous luy appliquerez tout chaud.

Huile pour les Loupes & vieux Ulcerés, de Monsieur Trear.

VOus prendrez une forte phiole d'une pinte & demie, qu'emplirez à moitié de bonne huile d'olive, le reste vous l'emplirez de grand Peton, dit Nicosianes : bouchez-là & la couvrez de fiente de cheval; vous la laisserez ainsi un mois, & l'huile en sera toute verte.

Pour s'en servir, il faut laver la playe de son urine, l'essuyer & tremper un charpy dans ladite huile, deux fois le jour.

Remede pour toute inflammation de Cancers, & toute sorte de brûlures, &c.

PRenez demy-septier d'Eau de Vie, dont la moitié servira à dis-

L ij

foudre une once de Therebentine de
de Venife, que batterez bien enfemble, aprés trois jaunes d'œufs, aufquels vous ajoûterez une once d'huî-
le d'Ipericon, que mêlerez bien l'un
aprés l'autre, & appliquerez de cet
onguent fur l'inflammation & un
linge en double par deffus, moüillé
dans le refte de l'Eau de Vie.

Remede pour guerir toute forte d'A-
poftémes ou Abfcés, fans faire inci-
fion ou caufer rupture de la peau,
eprouvé.

FAut prendre un gros porreau ou
deux mediocres, dont jettez le
vert, & enveloppez le blanc d'un
linge moërre, que mettrez cuire fous
les braifes, fans toutefois l'y laiffer
trop long-temps, puis le pilerez dans
un mortier avec un petit morceau
de graiffe de porc. Vous en ferez une
emplaftre qu'appliquerez bien épaiffe fur le mal, & l'y laifferez l'efpace
de fept heures: enfuite vous en mettrez une autre pour le même temps,
& continuërez ainfi jufqu'à ce que

toute la matiere soit sortie, ce qui
arrivera en trois fois de reïteration
d'emplastres, lesquelles enterrerez ou
jetterez au feu, à cause de leur puanteur extraordinaire.

On peut avec cet onguent guerir
toute sorte d'infirmitez qui arrivent
aux oreilles, soit apostémes, surdité,
bruissement ou tintement.

Eau Vulneraire pour les Ulceres in-
terieurs ; par laquelle Monsieur de
Burgo a guery un Pere Capucin,
qui estant taillé de la pierre ne pou-
voit estre guery : comme aussi une
Fille laquelle ayant un Ulcere dans
les reins , rendoit ses urines par
le dehors de la lumbe ; & ce en six
semaines.

FAut prendre feüilles de grande
Confoude, Aigremoine Armoise,
de chacune deux poignées, herbe
Robert trois poignées, Mumie liée
dans un petit linge demie-once, six
poignées des deux Veroniques. Faites infuser le tout dans du vin blanc
& eau commune trois demy-septiers

de chacun, sur les cendres chaudes
l'espace de vingt-quatre heures : puis
vous en passerez la liqueur, & du marc
vous distillerez une eau que mêlerez
avec l'autre, & en ferez prendre au malade le matin, quatre onces qui font
un petit verre; il ne faut pas qu'il
mange de deux heures aprés, le soir
sur les quatre heures, il en pourra
prendre encore autant.

Onguent pour les Playes & Ulceres.

PRenez huit onces d'huile de noix;
ceruse, minium, de chacune
quatre onces, bolus armeniacus
deux onces, une once d'alun brûlé,
miel blanc huit onces : vous mettrez l'huile de noix chauffer dans un
bassin, où vous verserez la ceruse,
minium, bol armenic peu à peu, &
en poudre subtile, remuez bien pendant deux heures, puis y ajoûtez le
miel & l'alun en poudre que laisserez encore sur un petit feu l'espace
de deux heures, remuant toûjours:
lorsque vous le verrez en consistance d'onguent, tirez-le du feu, & re-

muez jufqu'à ce qu'il foit refroidy.

*Digeſtif pour ſe ſervir avec l'onguent
ſuſdit, lors qu'il y a l'inflammation
ou hereſipeles.*

PRenez pour deux ſols de Therebentine de Veniſe lavée avec de
l'eau, le jaune d'un œuf, & pour
un ſol d'huile roſat ; battez bien le
tout enſemble, & vous en ſervez
ſur un plumaſſeau de charpy & une
emplaſtre dudit onguent, avec une
compreſſe moüillée dans l'eſprit de
ſel & le Digeſtif mêlez enſemble,
puis le bien bander.

*Onguent pour toute ſorte de Dartres,
Gratelles, Bourgeons & Rougeurs
au viſage.*

FAites diſſoudre deux onces de
mercure en quatre onces d'eau
forte, & jettez ſur la diſſolution
deux livres d'eau de fontaine où
vous aurez diſſout deux poignées de
ſel: le mercure ſe precipitera en chaux
blanche; quand tout ſera bien raſſis,
oſtez-en l'eau claire que garderez;

puis prenez ce qui demeure au fond,
& le remettez sur une livre de graisse de porc fonduë dans un pot, qu'elle
soit bien chaude en y versant le mercure, & que le pot soit hors du feu:
remuez bien à mesure que vous l'y
mettez: ensuite faites boüillir sur le
feu, jusqu'à ce que toute l'humidité & substance mercuriale soit évaporée, mouvant & agitant continuellement: puis le tirez du feu,
remuant encore tant que la graisse
soit refroidie & congelée.

Voicy la maniere de se servir de
ce Remede: Premierement si le mal
est grand, il faut tirer du sang &
purger, puis prendre l'eau susdite,
la faire chauffer, y tremper un linge dont vous étuverez & frotterez
le mal, & mettrez une compresse
dessus moüillée dans ladite eau, faites ainsi deux ou trois fois par jour:
quand vous jugerez que l'eau aura
suffisamment attiré les humeurs
acres, alors vous l'oindrez avec l'onguent susdit, si chaud que le malade le pourra souffrir, & en appli-

querez auſſi une emplaſtre , qui
ſans doute appaiſera la douleur &
diſſipera l'inflammation cauſée par
l'eau. Faut le penſer deux ou trois
fois par jour : il en ſortira beaucoup de matiere , & guerira peu à
peu.

Autre Remede pour les Dartres vives.

VOus prendrez une once de Therebentine de Veniſe reduite en
onguent par lotion en Eau Roſe,
puis fondez pour deux fois de cire
blanche vierge ſur un réchaut, ajoûtez - y voſtre Therebentine avec
une once d'huile d'amandes douces,
que battrez tout enſemble hors du
feu tant qu'il ſoit en conſiſtance
d'onguent , que garderez en vaiſſeau ou boëte pour en frotter les
Dartres.

Autre Remede de Monſieur Trear,
pour les Dartres vives.

PRenez de la feüille d'une grande
herbe nommée parelle, que pilerez poúr en tirer le jus, lequel il

faut mettre fur les Dartres, & elles
gueriront.

*Reme infaillible éprouvé par Mon-
fieur Trear, éprouvé auffi par Monfieur Tresfeld, pour guerir la Pleurefie.*

PRenez une pomme, ouvrez-la
par deffus afin d'en ofter le cœur
& les pepins, rempliffez le creux
d'encens, & l'ayant rebouché, faites-
la bien cuire fous les cendres : eftant
cuite, vous la pelerez & donnerez
à manger au malade qui s'endormi-
ra après, pendant que fon abfcés
s'ouvrira & s'écoulera par le bas ou
par la bouche fans aucun danger.

*Autre Remede éprouvé pour la
Pleurefie.*

FAut prendre un pain nouvellement cuit que couperez en deux,
& étendrez du Theriaque fur les
deux coftez & parts de la mie: chauf-
fez-le devant le feu ; & en mettez
une partie fur le mal & l'autre à
l'oppofite, faut les attacher en forte

qu'ils ne puissent tomber. Vous les
laisserez ainsi deux fois vingt-quatre
heures jusqu'à ce que l'apostéme ou
abscés se creve, ce que j'ay vû arriver en moins de deux jours : puis
ostez le pain & aussi-tost le malade
commencera à vomir & jetter la putrefaction de l'apostéme, & sera
guery.

Autre.

VOus prendrez trois crottes de
l'excrement de cheval, que serez boüillir dans une pinte de vin
blanc jusques à la moitié de diminution, passez cela dans un linge,
& adoucissez-le avec un peu de sucre & le donnez à boire au malade
qui doit demeurer chaudement dans
le lit.

Pour la Pleuresie.

QUatre ou cinq fientes de cheval
tout frais, & les faites infuser
dans du vin blanc l'espace de vingt-
quatre heures ou douze seulement,
si le malade estoit pressé, & luy en

faites boire un grand verre, cela se
fait fort suer, & le guerit ainsi infailliblement quand il seroit à l'extremité : & pour avoir de ladite fiente fraîche, il ne faut qu'en froter
de la seche entre les doigts, & la
presenter à sentir à un cheval, & il
fientera incontinent.

Autre.

LE blanc qui est au bout de la
fiente des poules en quantité
d'une bonne pincée, ou le poids
d'un écu, & le beuvez dans du boüillon.

Remede pour la surdité pourveu que l'on ait oüy autrefois, éprouvé par Monsieur Trear.

PRenez de la mente sauvage qui
se trouve dans les prez, frottez-
en trois ou quatre feüilles dans la
main & les mettez en l'oreille : chan-
gez-en de deux en deux heures, parce que cela attire fort.

Autre Remede pour la surdité.

FAut prendre de l'huile d'amandes ameres, du Nard, de chacun
six dragmes, du suc d'oignons & de
celuy de Rhuë, de chacun deux dragmes, un demy scrupule d'Ellebore
noir; deux dragmes d'huile Exestry,
de la Colocinthe une demie-dragme:
faites-boüillir tout cela jusques à ce
que les sucs soient tous consommez;
puis passez l'huile à laquelle vous
ajoûterez deux gouttes d'huile d'anis,
une goutte d'huile origany ; mettez
soir & matin une goute ou deux
de cette liqueur dans l'oreille affligée, avec deux grains de musc &
de civette, & bouchez-la avec de la
laine noire.

Autre Remede pour la surdité, éprou-
vé par le Docteur Clodius.

PRenez une goutte ou deux d'huile ou quintessence de Romarin
que ferez couler dans l'oreille estant
couché sur l'autre costé : quelque
temps aprés bouchez vostre oreille

avec du cotton ou laine noire trempée dans ladite huile , vous recommencerez cela de deux en deux jours
s'il en est besoin.

*Remede infaillible pour arrester le sang
d'une playe , ou pour arrester le
flux de sang , ou du nez , éprouvé
par la Comtesse d'Ormont.*

PRenez deux parts de moufle qui
vient fur les teftes de morts , &
que ce foit une tefte humaine, tirez-
la en la feparant & la rendez plus
menuë que pourrez avec les doigts,
mêlez-la avec une part de maftic en
poudre, puis réduifez tout en onguent, avec de la gomme Tragagante trempée en eau de plantin & eau
de rofes : enfuite l'étendrez fur du
cuir ou linge la longueur du poulce
& non fi large, & le mettrez fur la
veine du front defcendant fur le nez;
mais pour le flux de fang , il faut
qu'il foit de la largeur de la paume
de la main, & appliqué fur le nombril.

Autre Remède souvent éprouvé pour arrêter les grandes saignées du nez.

PRenez de l'herbe nommée Bursa-pastoris, flairez dessus & la tenez dans la main; il suffira de la porter sur soy en la poche.

Autre Remède pour arrester le sang du nez ou playe, quoy qu'une aîtere soit coupée.

VOus prendrez de la poudre de certaines balles nommées vessies des loups, & la mettez fort épaisse sur la playe, & si vous avez la balle vous pouvez mettre par dessus la poudre un peu de la partie fungueuse de la balle du costé de la queuë ou de la tige, & l'attacher dessus la playe : si cela n'arreste d'abord, vous y mettrez encore de ladite poudre.

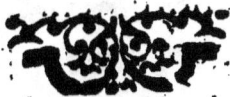

Autre Remede pour arrester le sang du nez, coupûres, bleßûres & toutes playes, tant pour hommes que pour autres animaux.

VOus prendrez du poil de Lievre, de la mousse d'un arbre nommé Ache, le poil de Lievre un peu haché, mêlé avec ladite mousse aussi hachée, & un peu de Bol armenic: puis humectez le tout avec un peu d'eau, & le mettez dans les narines seignantes, si c'est pour une playe, il faut premierement couper la peau & les petits morceaux de chair détachées du reste, autrement le sang ne s'arrestera pas: cela estant fait, vous appliquerez le Remede susdit.

Excellente Emplastre de Norimberg, qui a grande vertu.

IL faut prendre demie-livre de litarge d'argent, une pinte de bon vinaigre de vin blanc, mêlez-les bien ensemble, & les laissez ainsi trois jours, puis ostez le clair & y

ajoûtez

ajoûtez demie-livre de Minium, &
autant d'eau de sperme, de Gre-
noüilles, laissez-les ainsi l'espace de
trois jours ensemble, remuant quel-
quesfois avec un baston, puis estant
bien rassis vous en verserez le clair
auquel ajoûterez une once d'huile
d'olive & trois de sel commun jusques à consistance d'emplastre, y
mettant sur la fin un peu de camphre.

*Emplastre de plomb composée par
Monsieur Digby, ayant de grandes
vertus.*

PRenez deux livres & quatre onces de la meilleure huile d'olive,
blanc de plomb, Minium rouge, de
chacun une livre en poudre subtile,
puis douze onces de savon : incorporez le tout ensemble dans un grand
pot de terre vernissé que mettrez sur
un petit feu de charbons, & remuërez bien pendant une heure avec une
espatule de fer qui ait un bouton
au bout ; cette heure expirée vous
augmenterez un peu le feu que con-

tinuërez jusqu'à ce que la liqueur
soit de couleur d'huile : alors faites-
en tomber une goutte sur une plan-
che, & si elle s'y attache ou à vos
doigts, c'est une marque qu'elle sera
assez boüillie : ensuite coupez des
linges de toille d'Hollande, & les
trempez dans l'onguent tout chaud,
puis roulez-les pour vous en servir
en cas de besoin.

Ils se peuvent conserver deux ans.

Ses vertus sont telles, que si vous
en mettez sur l'estomac, il provoque l'appetit, ostant tous les maux
& indigestions d'iceluy.

Il est excellent pour le mal de
ventre ; appaise les coliques en un
instant, estant mis sur iceluy,

Si vous le mettez sur les reins, il
arreste & guerit le flux de sang, la
gonorrhée, la chaleur excessive du
foye & la foiblesse des reins.

Il guerit aussi toutes contusions,
enfleures, inflammation : ouvre les
loupes, apostemes, pustules, & les
guerit : il attire & fait sortir les humeurs coulantes sans incision, &

en l'appliquant au fondement, il guerit de tous les accidens qui y peuvent arriver; estant mis à la teste, il fortifie la veuë, & sur le ventre d'une femme, provoque les mois, & la dispose à la conception.

Excellent onguent verd qui guerit toute sorte d'enfleures, contusions, douleurs de membres, la crampe, la Sciatique, toutes coupûres, brulûres, tumeurs au visage & au goster.

VOus prendrez des feüilles tendres d'un jeune laurier, sauge rouge, de chacun une livre, que pilerez bien dans un mortier, quatre livres de suif de mouton nouvéau & bien separé de ses petites peaux & membranes, mêlez-le avec vos herbes, puis y ajoûtez quatre pintes de bonne huile d'olive, & incorporez bien le tout ensemble avec la main, puis estant bien mêlé vous le mettrez pour huit jours dans une terrine, ensuite desquels vous le ferez boüillir à feu lent pendant quatre heures remuant toûjours, & y ajoû-

M ij

tez aprés quatre onees d'huile d'af-
pic, & ferez encore boüillir quatre
heures: & lorfque vous verrez que
l'onguent fera d'un beau verd en
mettant une goutte fur une afliete:
vous le tirerez & le garderez dans
de la fayence bien bouchée pour vôtre ufage.

Emplaftre de Paracelfe nommée Em-
plaftrum fodicatorium Paracelfi,
*excellent pour quantité de maux cy-
aprés mentionnez.*

PRenez des quatre gommes, c'eft
à dire Galbanum, Oppoponax,
de chaque une dragme: Ammonia-
cum Bedellium, de chacun deux
dragmes: mettez-les en poudre fubtile que verferez dans un pot de terre verniffé, & jetterez deffus de bon
vinaigre; laiffez-le ainfi l'efpace de
vingt-quatre heures, puis faites-le
boüillir à grand feu afin que les
gommes fondent, lefquelles eftant
bien fonduës, paffez le tout dans
un fac de laine, preffant bien fort
pour faire écouler tout ce qui pour-

ra paſſer : faites boüillir enſuite la
liqueur juſqu'à ce que tout le vinaigre en ſoit évaporé, remuant continuellement afin que les gommes ne
brûlent au fond, puis oſtez-le du
feu & le couvrez bien. Prenez deux
livres d'huile d'olive, demie-livre
de cire neuve que mettrez dans un
pot de terre verniſſé ſur le feu pour
la faire fondre peu à peu, ce qu'e-
ſtant fait jettez peu à peu une livre
& demie de litarge en fine poudre,
remuant continuellement, juſqu'à
ce que tout ſoit bien incorporé enſemble, & que la matiere ſoit d'une
couleur jaunâtre ; alors prenez les
gommes ſuſdites qui eſtoient premie-
ment boüillies, & en mettrez la groſſeur d'une noix dans la derniere matiere, & ferez ainſi peu à peu juſqu'à
ce que le tout y ſoit tout à fait bien
fondu & mêlé, prenant garde qu'elle ne ſurmonte les bords du pot &
ſe perde dans le feu, puis mettez-y
les deux ſortes d'Ariſtoloche, Cala-
minaris, mirrhe & encens, de chacun une dragme en poudre fine que

mêlerez avec ledit onguent, y ajoûtant une dragme d'huile de laurier,
& sur la fin quatre dragmes de Therebentine : faites boüillir ensemble
tant que vous en puissiez faire emplastre remuant sans cesse : ostez-le
du feu & versez-le dans l'eau pour
le pouvoir manier estant refroidy,
avec vos mains graissées d'huile de
camomille ou de roses, & le paistrir
ainsi durant trois ou quatre heures,
& le garderez dans un vaisseau bien
bouché : il se peut conserver cinquante ans.

Ses vertus sont telles : Premierement il est bon pour toutes blessû-
res & playes, les sechant & mon-
difiant & produisant une veritable
chair. Secondement, il fortifie &
corrobore, faisant plus en une semaine que pas une autre emplastre
en un mois. En troisiéme lieu, jamais il n'arrive de putrefaction de
chair morte, ny même Gangrene :
il attire les balles, cloux, épines hors
les playes, estant aussi tres excellent
pour les morsures des chiens enra-

gez ou autres animaux veneneux, &
pour le feu de saint Antoine; il attire la matiere des tumeurs, contusions & inflammations; fait venir à
suppuration tous les cloux, & a toutes les vertus que peuvent renfermer
les emplastres de la composition la
plus exacte & recherchée de plus
loin.

Emplastre singulier de Monsieur Treär,
pour mettre sur l'estomac.

PRenez une once de storax pilé
seul, une once d'aloës socotrin
pilé & broyé comme farine, les faites boüillir ensemble en un petit
chauderon, avec demy-septier d'eau
rose pour mieux les incorporer: l'eau
rose estant consommée, faut laisser
refroidir pour avoir du miel antosat,
en faire paste & l'étendre sur une emplastre de cuir que l'on applique sur
l'estomac. Cette paste est tres-odo-
riferante & incorruptible: elle fortifie
merveilleusement l'estomac, dissipe
les phlegmes & pituite, conserve la
chaleur naturelle & non la superflue;

cela a sauvé la vie à plusieurs personnes qui estoient même à l'article de la mort, leur rendant l'usage de la parole perduë.

Autre excellent Emplastre pour l'estomac, qui fortifie & corrobore extrememeht.

PRenez du Mitridat qu'étendrez bien épais sur du cuir, pulverisez dessus de la noix muscade en assez bonne quantité, puis couvrez-le d'un autre cuir, & les cousez ensemble & les appliquez sur le creux de l'estomac. Une emplastre servira longtemps: il faut qu'elle soit de la largeur de la main. Guerit toutes les indigestions & maux d'estomac qui causent le flux de ventre.

Baume ou Onguent rouge de vertu admirable, de Monsieur le Comte de Hollis.

PRenez trois livres de bonne huile d'olive, Therebentine une livre, cire jaune demie-livre, santal rouge deux dragmes, sanguis draconis

conis pour fix fols: faites boüillir
l'huile dans du vin d'Efpagne, & y
mettez enfuite la Therebentine lavée dans de l'Eau-Rofe, aprés la cire
que ferez boüillir enfemble jufqu'à
ce qu'en remuant toûjours , le vin
d'Efpagne foit tout confommé: enfuite vous y mettrez le refte des chofes fufdites que laifferez venir à con-
fiftance d'onguent fur le feu , & le
pafferez par un linge. Ce Baume
guerit toute forte de playes nouvelles en vingt-quatre heures ; il eft excellent pour toutes contufions &
inflammations ou apoftémes : il tire
hors les playes tout ce qui peut avoir
offenfé en entrant dans la chair ; par
exemple, éclats de bois fous les ongles, épines & autres femblables: Il
appaife les douleurs des os , & nerfs,
& les fortifie: il guerit les maux
de tefte ; une dragme d'iceluy prife
par la bouche dans du lait chaud,
eft merveilleux pour les maux interieurs, comme toux de Poulmons,
foibleffe & indigeftion d'eftomac, opi-
lation de rate & abondance de pitui-

N

te. Il est encore admirable pour toute sorte de poisons : si l'on le prend dans de l'eau de canelle, ou du vin blanc, il guerira assurement la gonorrhée.

Remede pour les Contusions.

PRenez du miel que mettrez fort épais sur des étouppes & appliquerez sur le mal, l'ayant premierement étuvé avec esprit de vin, dont vous répandrez aussi un peu sur les étouppes & sur le miel.

Par ce Remede a esté guery un garçon, qui estant tombé sur le visage, il luy vint d'abord au front une tumeur grosse comme un œuf, laquelle fut guerie le lendemain.

L'esprit de vin en cette occasion est beaucoup meilleur s'il est impregné de la teinture d'hypericon.

Pour faire le Baume ou huile de Tabac, qui a des vertus admirables.

PRenez les queües des feüilles de Tabac & les distillez dans un

alembic avec trois chappes & trois
recipiens l'un aprés l'autre. Dans
le premier vous aurez une eau; dans
le second recipient vous aurez une
huile, & dans le troisiéme un Baume, que garderez tous trois separemét.
Le Baume est excellent pour toute
sorte d'ulceres & de playes; on en a
guery un tres-mauvais ulcere à la
jambe d'un homme : de même une
Damoiselle a esté guerie des dertres
vives qu'elle avoit au visage : il est
aussi bon pour le mal des dents, y
trempant du cotton & l'appliquant
sur la dent. Il est aussi fort medeci-
nal à le prendre par la bouche, huit
ou dix grains dans du vin blanc: il
ouvre toutes les obstructions du poulmon & du foye, mais plus de dix
grains feroient vomir : comme aussi
l'estomac en estant oint & frotté,
mais il opere par le bas si vous en
oignez le bas ventre & le nombril.

Vous pouvez tirer le sel de ce qui
vous reste dans le distillatoire, lequel est excellent pour purifier tout
à fait le poulmon & le foye avec

tout le fang qui feroit gafté.

Il provoque l'appetit & caufe une digeftion tres-facile: il eft auffi excellent contre l'hydropifie. La doze eft de fix grains pris dans une dragme de Baume de foulphre: en mettant un peu de fel dans un linge, & le tenant fur la dent, il la guerit infailliblement, & attire beaucoup d'humeurs.

Remede pour la Gonorrhée.

FAut purger premierement le malade trois ou quatre fois, & luy donnez des émulfions rafraîchiffantes, puis prenez du Theriaque de Venife que laverez bien dans de l'eaurofe, & le mêlerez avec maftic en poudre fubtile dont la quatriéme partie fuffira. Prenez de ce bolus le matin à jeun deux dragmes, & beuvez un verre de lait nouveau. Le foir au lieu de fouper reïterez la même chofe, & ferez guery dans dix ou douze jours.

Autre Remede pour la Gonorrhée.

IL faut prendre toute la moëlle de
l'épine du dos d'un bœuf, une
pinte de vin rouge que ferez boüillir
enfemble avec un peu de canelle &
fleurs de noix mufcades, un peu
d'ambre gris : puis paffez la liqueur
par un linge, & en beuvez matin
& foir.

Autre.

FAut prendre une once de noix
mufcade, demie-once de maftic,
coupez les noix de mufcade & les
infufez dans du vinaigre rofat durant
dix ou douze heures, puis mettez-
les fur une affiete pour les faire fecher devant le feu : prenez un peu
d'ambre gris, un peu de fucre que
mêlerez tout enfemble, & mangez
de cela une affez bonne quantité le
matin & foir.

Remede infaillible pour les defluxions & toutes maladies des yeux.

PRenez l'herbe nommée pied de Pigeon pilée dans un mortier avec fort peu de fel, & appliquez le marc & le jus au poignet du côté contraire; par exemple, fi c'eft l'œil droit qui fait mal, il le faut mettre au poignet gauche. Une Damoifelle en a efté guerie, aprés avoir eu la petite verole, à l'œil de laquelle il eftoit venu trois excrefcences, mais elle le lavoit aufli tous les jours avec une goutte d'efprit d'urine.

Eau excellente pour les yeux.

FAut prendre du vin blanc, & eau de rofes rouges, de chacun demy-feptier, mettez-les dans un verre avec de l'aloës hepatique, tutie & fucre fin de chacun quatre onces mis en poudre chacun feparement, puis bouchez bien le verre, & l'expofez au Soleil en Efté, le remuant & agitant trois ou quatre fois par jour. Cette eau diffipe toutes les chaleurs & defluxions des yeux, & les fortifie.

Autre eau excellente pour les yeux.

IL faut prendre une once de Camphre en poudre fine, que mettrez dans un petit pot de terre, & deſſus ledit Camphre, quatre onces de vitriol en poudre, puis couvrez le pot avec double papier, & poſez deſſus une écuelle avec quelques pois dedans. Calcinez la poudre à petit feu, & eſtant dure & refroidie, broyez-la fort menuë avec quatre onces de bol armenic, puis paſſez-la par un fin tamis: prenez une demie-once de ladite poudre que ferez boüillir dans une pinte d'eau, & garderez dans un vaiſſeau bien bouché.

Pour vous en ſervir trempez-y un morceau de taffetas & en frottez les paupieres ſoir & matin: mais ſi les yeux ſont enflamez, vous en pourrez faire couler quelque goutte dans iceux pour en appaiſer la chaleur, que ſi elle eſt trop forte, ajoûtez à

chaque cuillerée d'icelle deux d'eau-
rofe.

Autre Remede pour ofter la rougeur
des yeux.

PRenez un peu d'hyfope que
mettrez dans un noüet de taffetas, trempez ce noüet dans de l'eau
chaude, & en fomentez les yeux trois
ou quatre fois le jour.

Autre Remede pour la même rougeur
des yeux.

REmpliffez une phiole d'eau de
fontaine, & y mettez la groffeur d'une noifette de Sanguis - draconis en poudre, & lavez-en vos
yeux.

Remede experimenté pour faire paffer
les rougeurs de vifage.

PRenez demie chopine d'eau de
vie où vous mettrez des fraifes
autant qu'il en pourra entrer, &
que la phiole foit bien bouchée
avec peau de veffie, laquelle vous
mettrez huit jours au Soleil, puis la

passerez par un linge, puis de nouveau vous y remettrez desdites fraises comme la premiere fois, aprés cela vous y ajoûterez demie once de Champhre, estant tres-constant qu'en se lavant tous les matins à jeun le visage, il guerira en peu de temps.

Pour faire passer la noirceur des dents.

PRenez du Tartre & du Sel, autant d'un que d'autre, que vous rendrez en poudre; & aprés que vous vous aurez lavé les dents vous les frotterez avec ladite poudre le matin à jeun, & le soir en s'en allant coucher, il se faut garder de vinaigre & de viandes chaudes.

Remede pour ceux qui ont perdu l'oüye,
& pour guerir la douleur des oreilles.

PRenez de l'huile de soulphre qui vient de Schmaxolden, duquel vous en mettrez deux ou trois gouttes sur du cotton, & aprés le mettrez dans l'oreille plusieurs jours à jeun, cela oste la douleur & redonne l'oüye. Ce Remede paroist che-

tif & abject, mais il est de grande
vertu & effet, car plusieurs hommes
& femmes que je pourrois bien nom-
mer en ont esté gueris, qui estoient
sourds pendant plus de dix ans.

Autre Remede pour fortifier la veuë.

PRenez une pinte d'eau de roses
rouges, une once de sucre candy, &
tutie en poudre fine, deux dragmes:
mêlez-les bien ensemble, & laissez-les
l'espace de vingt-quatre heures, puis
en userez en frottant les yeux avec
une fine éponge.

*Remede pour guerir les Bulles, vul-
gairement appellées Bluettes, qui
viennent aux yeux.*

VOus prendrez de la moëlle de
l'os d'une aile d'oye, que mêlerez avec Gingembre en poudre, &
en oignez les yeux.

*Remede pour le grand mal de dents,
causé par défluxions.*

PRenez du persil mortifié dans
la main, & quand le jus sera

preſt d'en ſortir , vous en mettrez
tant que vous pourrez dans l'oreille
y mêlant cinq ou ſix grains de ſel,
du coſté même de la douleur : ce
Remede la diſſipera en un moment,
neanmoins laiſſez-le l'eſpace de trois
ou quatre heures; ſi le mal revient
vous ferez encore de même.

Autre Remede pour le mal des dents.

UNe perſonne eſtant tourmentée
de ce mal , prit du cotton , le
trempa dans du Baume ou Onguent
de Lucatel , le mit ſur la dent douloureuſe , & incontinent le mal s'ap-
paiſa , quoy que ſeulement pour huit
jours , mais recommençant le Remede fut ſi bien guerie, que jamais depuis elle n'a ſenty aucune douleur,
encore qu'elle y fut auparavant fort
ſujette.

Autre Remede pour le même mal.

IL faut prendre du maſtic & le
maſchez dans la bouche juſqu'à
ce qu'il ſoit comme de la cire: puis
mettez-le ſur la dent , & l'y laiſſez

tant qu'il foit confumé, & ferez guery infailliblement.

Portant fur vous la dent d'un homme mort, & en frottant celle qui vous fait mal, la douleur fe paſſe incontinent.

Autre cure Sympatetique pour le mal de dents, fouvent éprouvé.

FAut prendre un clou, enlevez un peu voſtre gencive ou autrement, en forte qu'il y ait un peu de fang attaché au clou, puis enfoncez-le dans un arbre juſques à la teſte, & le mal ne reviendra jamais.

Autre Remede pour le mal de dents.

FAut prendre du poivre en poudre mêlé avec un peu de voſtre urine, & l'appliquez fur la joüe du coſté que vous fentez du mal : cela guerit pour jamais.

Autre.

PRenez de la fauge feche & la pulverifez bien, du gros fel, de

l'alun, mêlez tout ensemble: mettez-en fur la dent, & en frottez un
peu les gencives.

Remede pour affermir les dents & con-
ferver les gencives.

PRenez une dragme d'alun, bol
armenic oriental deux dragmes,
demie-dragme de mirrhe, le tout en
poudre fubtile que mettrez dans une
chopine de vin clairet remuant bien,
& en lavez tous les jours les dents
& gencives.

Autre Remede pour affermir, blan-
chir & conferver les dents & genci-
ves en bon eftat.

PRenez oignons de Mer trempez
dans du vinaigre, moüillez-y
un morceau de linge fin ou éponge,
& en lavez les dents & gencives, il
faut que ledit vinaigre foit un peu
chaud: & cela guerit les playes &
maux de la bouche.

Autre Remede pour affermir les dents
& diſſiper le ſcorbut & autres hu-
meurs qui les gaſtent.

FAut prendre de l'alun diſſout
dans de l'eau tiede , & en lavez
la bouche, frottant les dents, deux
ou trois fois le jour.

Remede pour la migraine ou mal
de teſte.

VOus prendrez une cuillerée &
demie de blancs d'œufs battus
en huile , une cuillerée de vinaigre
de vin blanc, du poïvre en poudre,
& encens, de chacun'deux dragmes,
une cuillerée de miel : mêlez tout
cela enſemble avec autant de fleur de
farine de froment qu'il en faut pour
en faire paſte, dont vous ferez deux
emplaſtres prenant toute la matiere,
& les appliquerez aux tempes ; il
en faut changer tous les matins &
ſoirs.

Pour le mal de teſte & migraine
portez une bague d'acier au doigt
annulaire gauche.

Autre.

PRenez une ou deux feüilles de Sureau, autrement dit Souyé, & vous le mettrez fur le front, puis enfoncerez voftre bonnet par deffus, & vous tenez le front appuyé fur le chevet l'efpace d'une demie-heure, & vous ferez guery.

Autre pour la migraine.

COupez le bras d'un crapau & laiffez-le aller, aprés cela faites bien calciner ce bras fur une tuile, & qu'une perfonne fujette à la migraine porte toûjours cette poudre fur le cœur, elle en guerira pour toûjours en moins de trois mois.

Autre Remede pour la migraine.

PRenez des feüilles de rofes rouges, un peu de farine de froment, mêlez cela avec du vinaigre, & le faites boüillir jufques à confiftance d'emplaftre que ferez de linge avec ledit Remede & l'appliquerez aux tempes.

Autre Remede pour la migraine, avec le mal d'yeux, & les loupes.

IL faut prendre une bonne poignée de l'herbe nommée Lapatum, les feüilles seulement, que ferez boüillir dans une pinte de biere jusques à diminution de chopine: donnez en la moitié au malade le matin, & l'autre le soir en se couchant. Ce Remede est excellent pour tous maux de teste, inflammations & defluxions des yeux, la Jaunisse, toux de poulmons, la contemption de poulmons, pour la rate, la pierre & gravelle, & toutes obstructions : l'herbe pilée & appliquée à une loupe, la guerit en peu de temps.

Remede pour la Frenesie.

VOus prendrez le jus de Sauge & de Pimpernelle, que ferez boire au malade, quand même il auroit perdu la parole elle luy reviendra.

Remede

Remede infaillible pour la Jauniſſe,
éprouvé par le Docteur Farrar.

PRenez huit onces de raiſins de
Corinthe bien lavez & épluchez,
une once de Rhubarbe en poudre
ſubtile. pilez-les & mêlez-les enſemble dans un mortier l'eſpace de huit
heures, prenez en tous les matins la
groſſeur d'une noix. Il purifie le
ſang, & fortifie merveilleuſement le
foye, & ſi on le continuë, il emporte toutes les humeurs peccantes
du corps.

Autre Remede éprouvé par le Docteur
Atkins, pour toute ſorte de Iauniſſe.

VOus prendrez de la Rhubarbe
coupée bien mince une demie-
once, la racine de Hedera terreſtre
une once & demie, noix de muſcade pilées groſſierement, mettez le
tout dans une bouteille & y verſez
trois pintes de biere, bouchez bien
ladite bouteille, & la laiſſez ainſi
pendant trois jours, alors commencez à en boire un bon verre le ma-

O

tin à jeun , un autre fur les cinq heures aprés midy , continuez juf-qu'à ce que vos felles commencent à devenir jaunes ; que fi vous vous fentez trop purgé , prenez - le feule-ment le matin.

Remede pour la toux fafcheufe & violente.

IL faut prendre de la vieille con-ferve de rofes , olibanum en pou-dre tres-fubtile , que mêlerez & in-corporerez bien enfemble , que la con-fiftance foit fort épaiffe de la poudre: beuvez de cela la quantité d'une noifette avec un peu de fyrop vio-lart le matin , & autant le foir en vous couchant , & quelquefois pen-dant la journée s'il en eft befoin.

Autre remede pour la même toux.

L'On prendra fix onces d'eau d'hyf-fope , quatre onces de pavots rouges , fix dattes , dix figues cou-pées menu , une poignée de gros raif-fins au Soleil , poudre de reglific trois dragmes : mettez le tout dan

les eaux fufdites fur la braife l'efpace de fix heures fans boüillir , & le
vaiffeau bien couvert : puis paffez
l'eau dans un linge & l'adouciffez
avec du fucre; beuvez-en le matin
à jeun, fur les quatre heures aprés
midy, & le foir en vous couchant.

Autre.

PRenez quatre onces de fucre fin
en poudre, demie-once de regliffe auffi en poudre , deux grains de
mufc, un peu de fyrop de regliffe & de
gomme tragagante trempée dans de
l'eau rofe, faites pafte de tout cela, & en
formez de petites boulles que prendrez dans le befoin : elles fe garde-
ront toute l'année.

Autre remede du Docteur Blackfmith.

FAut prendre une chopine d'eau
d'hyffope , un quarteron de fucre candy , une cuillerée d'anis pilé,
un petit bafton de regliffe brifé :
mettez tout enfemble dans un pot
de terre bien couvert & le laiffez infufer l'efpace de douze heures , puis

O ij

faites-le boüillir un quart-d'heure &
le passez par un linge ou tamis, &
en beuvez chaud matin & soir.

Excellent boüillon pour la toux ou mal
de poulmons, éprouvé par les Do-
cteurs Brandal, Atkinson & Fryer,
pour Milord Tresorier.

PRenez quatre onces d'esquine en
poudre, l'infusez dans une quantité d'eau suffisante & ferez boüillir
ensemble jusqu'à la moitié de diminution, puis faites boüillir un poullet avec une once d'orge cinq ou six
boüillons : jettez l'eau , mettez le
poullet & l'orge avec les ingrediens
susdits y ajoûtant un peu d'indive
& vin de raisins au Soleil, en ayant
osté les pepins, une petite crouste
de pain, un peu de fleurs de muscade : faites boüillir le tout l'espace
d'une heure, & en beuvez la liqueur
matin, soir, & sur les quatre heures aprés midy.

Excellent Bolus pour l'estomac &
le Foye.

VOus prendrez du Gingembre
verd, de la conserve d'Absynthe romain, parties égales, conserve d'Aceta osella deux ou trois parts,
battez & pilez bien tout ensemble
& en mangez.

Remede pour la Lepre & Squinancie.

PRenez une pinte de jus de Sem-
perviva, demie - pinte de verjus,
puis faites boüillir trois chopines de
lait, en boüillant jettez-y le jus susdit, que passerez ensuite & donnerez à boire au malade : tout ce qui
fera fait en vingt-quatre heures &
fera guery.

Remede pour toutes coliques venteuses,
bilieuses, nefretiques, & autres de
quelque espece que ce soit.

VOus prendrez de la Mente, &
de la Sauge toutes feches de
chacune deux poignées, quatre livres du meilleur esprit de vin : dige-

rez le tout dans une cucurbite bien
bouchée, l'espace de huit jours; aprés
distillez-le dans le bain marie, en
tirant seulement la troisiéme partie,
puis recevez le reste à part : du premier esprit vous en prendrez une
dragme & demie, & deux onces de
vin blanc mêlez ensemble.

Autre.

FAut prendre cinq ou six gouttes
d'esprit de Nitre ou de Tartre
dans une cuillerée de bonne eau de
vie, puis y mettrez une quantité rai-
sonnable de vin rouge ou blanc, &
en beuvez.

Autre.

FAut prendre Camomille, Rhuë,
Sauge, Absynthe & son de froment de chacun une poignée : coupez les herbes menu, & faites boüillir le tout dans du vinaigre tant qu'il
sera consumé ou évaporé: puis mettez le tout dans un petit sac sur l'e-
stomac si chaud que le pourrez souffrir, & le ferez chauffer quand il se-

ra refroidy, jufques à guerifon vous continuërez.

Autre.

FAut prendre la quantité d'un gros pois de Mitridat, & autant de favon noir, que mettrez enfemble dans un oignon, & le rebouchez avec la même piece qu'en ofterez, & l'enveloppant dans du papier, le ferez roftir fous la braife jufqu'à ce qu'il foit bien tendre, puis vous l'appliquerez entre deux linges fur le nombril.

Pour toutes coliques.

PRenez racine de Confolida, & de Sigillum Salomonis, faitesles fecher au Soleil, puis les pulverifez, & prenez de chacune de ces poudres la pefanteur de demie - dragme dans du vin rouge, & vous en guerirez.

Remede pour la rate & melancholie.

IL faut prendre la racine de perfil, fenoüil, brufcus, fparagus, de

chacune quatre onces , la semence
de fenoüil, anis & caravaye, de chacune une dragme & demie , de l'é-
corce de capres & tamarix , de chacune une once & demie , des feüilles d'Artemisia, Bourroche, Buglose, de chacune une petite poignée,
Dictatum une petite poignée : faites
boüillir le tout ensemble dans trois
chopines d'eau jusques à diminution
de la moitié : puis passez la liqueur
& y mettez du syrop de scolopendre , syrop de chicorée, rhubarbe
en poudre de chacune quatre onces:
laissez - les ainsi l'espace de douze
heures & les passez : puis mettez dans
cette liqueur Lætificans Galeni, &
Diamoscum dulce , de chacun deux
scrupules; beuvez - en six onces le
matin à jeun, autant sur les cinq ou
six heures aprés midy , & continuez
ainsi deux jours, puis vous prendrez
la purgation suivante.

Prenez Sené trois dragmes , Epy-
thimum & polipode de chesne deux
dragmes, la semence de fenoüil, anis
& caravaye, de chacun une dragme

&

& demie, femence de chardons benits deux fcrupules : faites boüillir
le tout dans une quantité d'eau fuf-
fifante jufqu'à ce que toute la liqueur foit reduite à trois onces, puis
mettez-y une dragme & demie de
Rhubarbe infufée dans de l'eau de
chicorée, du fyrop Auguftanus, &
fyrop de matricaire, de chacun une
once : divifez cette potion en trois
parts que prendrez trois jours de
fuite en vous couchant.

Tous les trois jours vous prendrez
deux fcrupules de Diafcordium, une
dragme de confection d'Alkermes
diffoute en eau de Bourroche.

Autre Remede pour la rate.

VOüs prendrez trois jours de fuite du bon petit lait nouveau, le
premier jour une pinte, le lendemain trois chopines, & le troifiéme
deux pintes : le meilleur exercice
aprés cela fe pourmener.

Remede pour fortifier le cœur & les es-
prits, & dissiper la melancholie.

L'On prendra du jus de Bourroche
& Buglose de chacun chopine
& demie, jus de pomme de reynette chopine, filtrez & clarifiez ce jus
& le passez, & y mettez quatre dragmes de cochenille en poudre, le
tout dans un pot de terre ; laissez
infuser deux jours remuant souvent :
puis repassez-le, & avec quatre livres de sucre, ou deux, selon que
vous le voudrez garder, faites-en syrop qui estant presque refroidy ajoûtez-y Diamargaritum frigidum une
dragme & demie, Diambra quatre
scrupules : beuvez de cela une cuillerée ou deux tous les matins, & la
nuit en vous éveillant s'il en est besoin. Vous pouvez aussi y faire infuser un noüet de safran, & bien
presser le linge pour en tirer tout
le jus.

*Purgation du Docteur Fosters pour
la Melancholie.*

PRenez Fumeterre, Epytimum,
feüilles ou fleurs de Buglose &
Bourroche, de chacune demie - poignée, Polipode de chesne une once,
Sené demie-once, semence de fenoüil
deux dragmes, mettez - les infuser
dans trois chopines de petit lait que
ferez boüillir jusques à diminution
d'une chopine, & qu'il y en reste
une pinte, à quoy ajoûtez une once
de syrop de roses laxatif; la doze est
de huit onces, à laquelle vous pouvez mettre une dragme d'Electuaire
de roses.

Remede pour la Crampe.

L'On prendra une poignée de l'herbe nommée pervenche, des extremitez du romarin une poignée,
que mettrez sur un réchaut dans un
plat d'estain, & les herbes estans
bien chaudes, vous les appliquerez
avec un linge par dessus où est la
crampe, commencez le matin &

changez le foir en vous couchant.

Sedatif qui charme les douleurs fans refver ny dormir.

PRenez de l'opium à difcretion, & le calcinez legerement fur une tuille, il fent l'odeur de la violette: mettez de cet opium & du fel de Tartre bien broyé enfemble, de cha-cun deux onces, aufquelles vous ajoûterez deux pintes de vin de Rhin ou Mufcat, que laiflerez infufer deux jours, puis le filtrerez & laiflerez à confiftance. C'eft un grand diureti-que, la doze eft d'une cuillerée.

Remede contre les vers du ventre ou eftomac.

FAut prendre une pomme de Co-loquinte coupée en deux; faites en frire la moitié dans un fiel de bœuf jufqu'à ce qu'elle en ait imbi-bé une bonne partie, puis l'appli-quez au nombril le plus chaud que pourrez fouffrir, & ce le foir en vous couchant; faut la faire demeu-rer au même endroit toute la nuit,

& la lier avec un bandage, vous l'ôterez le matin, & continuërez ainſi trois jours de ſuite.

Ce remede fera mourir ſans doute tous les vers qui feront dans le corps, quoy qu'il y en ait grand nombre. Il eſt approuvé & experimenté.

La teinture de l'Antimoine faite ſelon Baſilius Valentinus, eſt encore un puiſſant Remede contre les vers.

Autre.

PRenez une cuillerée de jus de citrons, du ſafran en poudre un ſcrupule, mêlez cela avec un peu de ſucre, & le prenez trois matins de ſuite.

Autre.

PRenez trois livres de prunes, Sené une once & demie, fenoüil une once & demie, Rhubarbe demie-once : mettez les prunes dans une bonne quantité d'eau, & les autres ingrediens dans un petit ſac avec une pierre, vous le mettrez ainsi au fond du pot sous les prunes : laissez-les boüillir l'espace de sept heures jusques à ce que la liqueur soit presque toute consumée : prenez-en trois ou quatre cuillerées, & mangez un peu de prunes le matin, & sur les quatre heures aprés midy.

Autre.

PRenez du cuir blanc ou papier gris, étendez dessus du miel un peu chaud, & y mettez de l'aloës socotrin en poudre, ensuite appliquez-le sur l'estomac de la personne en sorte qu'il le couvre avec le nombril.

Autre.

IL faut prendre un peu de beurre frais & de miel fondus ensemble puis estant refroidy mettez dessus de la poudre de Mirrhe, & l'ayant chauffé au feu, appliquez-le sur l'estomac trois jours de suite.

Remede pour les porreaux.

PRenez des branches de pourpier, & en frottez les porreaux trois ou quatre fois par jour, & en peu de temps vous serez delivré de ces sortes de defauts en quelque partie du corps qu'ils soient.

Autre.

IL faut prendre un morceau de lard, frottez-en les porreaux, puis le mettez au Soleil, continuez trois ou quatre jours & vous les verrez secher & tomber en peu de temps.

Autre.

FAut prendre des raves coupées par roüelles que mettrez dans un plat d'estain avec du sel : remuez-les bien ensemble, puis frottez les porreaux, & les jettez en prenant toûjours de nouvelles.

Autre.

PRenez des limaçons avec leurs coquilles, que picquerez & y

ferez des trous, frottez les porreaux
du jus qui en fortira pendant fix ou
fept jours.

Grand cordial de fafran.

PRenez fafran nouveau bien éplu-
ché, coupez-le fur une pierre,
afin que puiffiez en recevoir le jus,
qui feroit perdu fur le bois fi vous
l'y coupiez : mettez-en quatre livres
dans un pot neuf vernifé fort legerement & fans le preffer ; il faut que
ce foit un grand vaiffeau, de forte
qu'il ne foit qu'à moitié plein, puis
mettez-le bien avant en terre & que
le couvercle ne pofe pas tout à fait
fur les bords dudit pot, mais n'en
approche que de deux doigts, étant
foûtenu avec de petits baftons, &
couvrez-le legerement de terre tout
à l'entour ; laiffez-le ainfi l'efpace de
fix femaines : mettez aprés le fafran
dans une retorte, lutez bien fon recipient & diftillez au bain-marie
par degré, vous aurez premierement
une eau claire que garderez à part,
& auffi-toft que vous verrez qu'il

commencera à distiller jaune ou rougeaftre, changez le recipient en mettant un autre pour recevoir cette
teinture jaune, car c'eft le grand
cordial du fafran; quand vous verrez qu'il n'en diftillera plus, oftez-
le du bain-marie l'eftuyant & le po-
fant au feu de cendres ; que s'il y
tombe encore quelques phlegmes,
vous les mettrez avec la premiere
eau; augmentez le feu tant que vous
ayez tiré toute ladite huile ou teinture : mais il faut avoir foin de ne
pas accroiftre le feu tant qu'il puiffe
endommager de fes fumées ou em-
pirumes. Ayant diftillé une bonne
quantité de ladite teinture , vous
pouvez changer le recipient de peur
de la laiffer gafter, & en mettre un
autre pour pour diftiller jufques à la
fin : rectifiez ladite teinture une fois
ou deux & la gardez dans un verre
bien bouché. La doze eft de trois
ou quatre gouttes dans quelque vé-
hicule convenable. Il eft admirable
en toute forte de maladies, où un
cordial peut faire du bien ; il réjoüit

& fortifie les esprits, outre qu'il est
encore excellent contre tous les poisons; du safran qui est demeuré dans
la retorte vous en pouvez tirer le sel.

Eau cordiale & stomaçale pour les indigestions.

VOus prendrez de la mente,
chardons benits, de chacun
quatre poignées, angelique une poi-
née, absynthe deux poignées, coupez-les un peu & les mettez dans un
distillatoire ordinaire, versant dessus
du lait frais, pas tant neanmoins
qu'il surnage, mais seulement pour
les couvrir : distillez cela comme de
l'eau-rose remuant quelquefois avec
un baston. Beuvez de cette eau un
petit verre à la fois, adoucie avec
peu de sucre.

Eau excellente pour les indigestions.

PRenez deux grands vaisseaux de
verre à large emboucheure, contenant chacun six pintes, mettez
dans chacun cinq pintes d'eau de
vie distillée sur l'anis, puis mettez-

y tant de pavots rouges qu'il en
pourra tenir, laissez infuser vingt-
quatre heures, aprés vous passerez
cette liqueur & y mettrez de nouvelles fleurs, que vous laisserez infuser comme auparavant, faisant
ainsi trois fois infuser la derniere durant six ou sept jours, puis vous les
presserez fort, & passez la liqueur
seule, que vous mettrez dans le verre avec six onces de raisins au Soleil
sans les pepins, une livre de serises
& une autre de sucre fin, puis vous
boucherez bien le verre & le gardez
pour vous en servir dans l'occasion
où vous en aurez besoin.

Boisson cordiale pour les foiblesses d'e-
stomac ou indigestions.

IL faut prendre trois chopines de
vin clairet, une chopine d'eau de
mente, de la Canelle, Noix Muscade chacun une dragme, quatre onces de Sucre, mettez le tout dans
un pot de terre bien couvert, faites-le infuser à petit feu l'espace de
vingt-quatre heures, puis vous pas-

serez le tout dans un sac d'Hypo-
crates, beuvez de cette liqueur trois
ou quatre onces chaque fois.

Autre Remede.

VOus prendrez du bois d'aloës,
& de l'ambre gris, que vous
mêlerez avec de la cire jaune fonduë,
de laquelle vous formerez un petit
gasteau, que vous appliquerez sur
l'estomac.

Eau excellente & cordiale.

PRenez angelique, chardons benits, betoine, grains de genevre, de chacun une poignée, absynthe deux poignées: mêlez-les bien
ensemble & les mettez dans un grand
verre qui ait l'ouverture large, &
versez dessus assez d'esprit de vin pour
les couvrir & qui surnage l'épaisseur
d'un poulce: bouchez bien le vaisseau & le laissez ainsi pendant quinze jours: puis ostez cet esprit que
garderez dans un vaisseau bien bouché. La doze est de dix ou douze
gouttes ou demie cuillerée au plus

dans un verre de vin blanc. Elle est
bonne pour toutes douleurs d'estomac, coliques, vers, & admirable
pour la contagion.

Eau de Rhuë pour le cerveau, l'apo-
plexie & paralysie.

VOus prendrez les feüilles de
Rhuë dans sa force que mettrez dans une cucurbite de verre
avec sa chappe & distillez en l'eau
au bain-marie, laquelle vous mettrez sur de nouvelle Rhuë & distillerez encore comme auparavant, réï-
terez cette distillation, mettant toûjours l'eau distillée sur de la nouvelle Rhuë: puis distillez toute vôtre eau seule en tirant seulement les
deux tiers, que distillerez à part &
en tirerez seulement la moitié, laissant le reste dans la cucurbite. Cette
derniere eau est excellente, pure,
spirituelle, fort agreable & pleine
de vertu: beuvez-en un petit verre
le matin à jeun, & le soir en vous
couchant.

Eau Cephalique & capitale de l'Empereur Charles - Quint.

PRenez Lilium convallium trois livres, fleurs de Lavende, fleurs de Romarin, de chacune une livre, boutons de roses rouges trois livres, cinq poignées de marjolaine, quatre poignées de rhuë, betoine six poignées, sauge trois poignées ; amassez toutes ces herbes l'une aprés l'autre dans leur saison, & les mettez infuser dans de l'eau de vie jusqu'à ce que vous les ayez toutes ensemble & à mesure que vous les amassez pour les conserver : puis prenez une livre de canelle, cubebes quatre onces, cinq grains de paradis, semence de caravaye, fleurs de muscade, succinum de chacun trois onces ; noix de muscade quatre onces, cloux de gerofle une once, ambre gris quatre dragmes ; pulverisez le tout grossierement, & mettez avec les herbes, versant dessus dix - huit pintes du meilleur vin blanc & le laissez infuser encore trois ou quatre jours :

puis distillez tout prenant l'esprit le plus fort à part, & le reste presque jusques à sécheresse. Cet esprit est excellent pour l'étourdissement de teste, fortifie la memoire & la veuë ; Il est merveilleux pour l'apoplexie, paralysie & autres maladies de cette nature.

Eau Celeste ou Imperiale du Duc de Florence qui la donna au Duc de Vendosme, duquel je l'ay euë.

PRenez thurbit blanc & gommeux deux onces, mastic en larmes, cloux de gerofle, galanga, noix muscade, canelle, cubebes, de chacun demie-once, santal citrin deux onces : reduisez tout en poudre grossiere, & mêlez ensemble dans une phiole de verre ou de terre bien plombée : ajoûtez y deux onces de therebentine de Venise, deux livres de miel blanc, quatre livres d'esprit de vin bien rectifié & purifié ; bouchez bien le vaisseau, & laissez les ingrediens en infusion l'espace de deux jours, ensuite faites distiller le tout au bain-marie.

La prémiere eau qui sort est fort claire, il en faut prendre une demie cuillerée avec autant ou plus d'eau de fontaine ; le temps propre pour cela est une heure avant le repas pour estre preservé des maux cy-après declarez, à sçavoir de la colique nephretique, des maux d'estomac & indigestions ; de plus cette eau purifie le sang, dissipe les vents, guerit toutes les opilations du foye & de la rate : abbat les fumées de la matrice, appaise les defluxions du cerveau & la goutte qui provient de pituite : fait revenir le cœur & l'esprit à ceux qui sont reduits à l'extremité par maladies ou quelques accidents subits : mais pour lors il faut le prendre à l'heure même que l'on se sent mal, comme aussi dans la colique nephretique.

Quand l'eau claire ne coule plus il faut tirer le vaisseau du bain & le mettre sur un fourneau à cendres, & poussant le feu graduellement, il en sortira une eau blanche ; mais auparavant que de procéder à la secon-

de

de diftillation, il faut ajoûter demie-once de caffe recente, & demie-once de fpica nardy, & diftiller,
la feconde eau, ce qu'eftant fait, vous
la mettrez dans un vaiffeau bien
bouché.

Les vertus de cette feconde eau
font de guerir les playes, les noli
me tangere, eftant appliquée trois
ou quatre fois le jour fur les parties
malades avec des compreffes moüil-
lées dans ladite eau.

On la peut auffi mêler avec la
premiere, qui par le mélange devient plus forte & plus efficace, particulierement contre la pierre; elle
fera encore plus vertueufe fi vous y
ajoûtez un peu de fel de corail &
de perles, de chacun demie-once &
une once de criftal de tartre.

La troifiéme eau fe fera en augmentant le feu jufqu'à ce qu'il en
forte une eau rougeaftre & oleagi-
neufe: celle-cy ne fe mêle point avec
aucune des deux autres; Elle eft excellente pour les playes, guerit les
hemorrhoïdes eftans fouvent lavées

Q

avec un linge trempé dans icelle : appaise la douleur de la goutte froide
en frottant la partie malade.

L'experience a fait voir que la premiere de ces eaux guerissoit la Gangrene, en lavant & étuvant la partie affligée trois ou quatre fois par
jour.

Autre Eau cordiale pour l'étourdisse-ment de teste.

FAut prendre quatre livres de guignes noires sans les noyaux que
broyerez dans un mortier, & mêlerez avec des guignes dans un vaisseau de verre & y mettez une bonne poignée de baume & autant des
extremitez du romarin, de la canelle, noix de muscade de chacune demie once, puis versez sur tout cela
deux pintes de vin d'Espagne : bouchez bien le vaisseau & le laissez digerer vingt-quatre heures, aprés distillez au bain-marie ; adoucissez cet
esprit de sucre candy, beuvez-en un
petit verre le matin & le soir en
vous couchant.

Par ce Remede a esté guerie une Dame de qualité d'un grand étourdissement de teste, & plusieurs autres en ont experimenté les mêmes effets.

Eau cordiale de noix.

PRenez les fleurs de noyers & les distillez & gardez-en l'eau, jettez le caput mortuum comme inutil: puis les noix estant grosses comme noisettes, pilez-les dans un mortier & en tirez le jus en les pressant, & distillez jusqu'à ce que le caput mortuum demeure en consistance d'extrait, lequel vous garderez : comme aussi l'eau. Quand les noix sont grosses & remplies seulement d'une certaine gelée qui deviendroit en cerneau quinze jours aprés si on la laissoit, vous les pilerez comme dessus, & distillerez le jus jusques à consistance de l'autre : puis mêlez vos trois eaux ensemble qui feront un grand cordial ; les deux consistances restantes aprés les distillations, doivent estre mêlées ensemble & évapo.

rées jusques à confistance d'emplaftre, fi elles ne font pas déja ainfi
par les diftillations : puis oftez - les
du feu y mêlant un peu de therebentine de Venife environ huit ou
dix parts & un peu de poudre de
canelle, de cloux de gerofle, de farine de froment & de fel, puis les
mettez dans un pot, & les gardez
pour en faire emplaftre à l'eftomac
depuis le fternum jufques au nombril & fept ou huit doigts de large,
que vous y laifferez tant qu'il fe détache foy-même; il le faut quelquefois ofter pour effuyer l'eau qu'il attire. Il fortifie & corrobore mer-
veilleufement l'eftomac ne faifant
pas bien la digeftion. Cette emplaftre fe gardera toute l'année; Si vous
n'avez pas de cette compofition preparée, prenez deux ou trois noix
confites noires & non vertes ou blanches, que pilerez dans un mortier,
mêlez-y la groffeur d'une noifette
de therebentine, un peu de farine
de froment, de fel, de canelle &
de cloux de gerofle, & en faites em-

plaftre au defaut de l'autre. Il faudra proportionner le jus de ces trois
eaux en parties égales. Les noix
confites font bonnes pour les crudi-
tez & indigeftions d'eftomac, les
mangeant le matin à jeun, un verre
de vin & une croufte de pain aprés,
cela remet l'eftomac en bon eftat :
il faut les confire noires, car ainfi
elles ont toute leur amertume &
vertu : les blanches & vertes font
pelées & boüillies dans plufieurs
eaux, qui ont tout à fait diminué
leurs forces, vous les frotterez feulement d'une ferviette ayant boüilly,
& ficherez des baftons de canelle &
cloux de gerofle au travers.

Pourfaire Elofaccharum ou Cinnamomy.

VOus prendrez la pelure mince
des citrons, dont vous ferez
quinteffence ou huile par diftillation ; broyez bien une once de cela
avec une livre de fucre fin, puis
le gardez & deviendra meilleur de
jour en jour.

Eau ou esprit de canelle.

FAut prendre une livre de canelle que battrez, puis trois livres d'eau de vie, deux livres d'eau rose : digerez tout ensemble dans un vaisseau bien bouché un jour ou deux, puis distillerez au refrigeratoire, & remettez l'eau qui en tombe sur de nouvelle canelle & digerez comme dessus : recommencez cela tant que vostre eau soit aussi forte que vous la souhaitez ; la derniere fois que vous la mettrez sur la canelle vous pouvez separer l'esprit en trois chacun à part, afin d'en avoir de la forte que vous desirez : mêlez cela avec sucre & ambre-gris.

Eau cordiale d'œillets.

PRenez une quantité d'œillets sur lesquels versez de l'eau de vie, digerez deux ou trois jours, & mettez tout dans une cucurbite, couverte d'une t. ille de Canevas, & des œillets dessus, afin que l'esprit passant par les fleurs se teigne d'une belle couleur, puis ajuftez la chappe & fon recipient : diftillez l'efprit que vous adoucirez de fyrop d'œillets & de fucre fin ; vous pouvez auffi mettre, fi vous le trouvez bon avec les fleurs, deffus un peu d'ambre & de mufc.

Eau cordiale excellente pour la memoire & le cerveau.

PRenez de la marjolaine feche & en rempliffez une cucurbite prefque tout à fait, puis diftillez au bain-marie, ayant prémierement digeré un jour. Prenez l'efprit & les phlegmes chacun à part; quand il vient infipide faut ceffer. Dans une pinte de ce phlegme diffolvez une livre de fucre fin, que laifferez digerer une heure dans le bain-marie boüillant; pour le bien faire incorporer ôtant l'écume qui montera. Une pinte de ce fyrop fervira pour adoucir deux pintes de ce premier efprit. Vous ferez cette liqueur fi forte que voudrez, en la mettant fur de nouvelle marjolaine feche : pour la rendre

plus cephalique & vertueuse vous
y pourrez ajoûter de l'ambre-gris;
on peut proceder de la même maniere avec le Romarin.

Pour faire un esprit congelé d'Am-bre-gris.

METtez huit ou dix onces d'esprit de vin dans un refrigeratoire, puis en haut dans la chappe
une once d'Ambre en petits morceaux : luttez bien les jointures &
distillez l'esprit de vin, lequel en
passant s'impregnera fort dudit ambre. Vous ferez la même chose avec
l'eau de fleurs d'oranges, qui aura
esté distillée & rectifiée sur de nouvelles fleurs par plusieurs fois & pas-
sées sur nouvel Ambre; mettez une
part de cet esprit ambré sur trois
parts dudit esprit de vin ambré, &
ils se coaguleront d'abord ensemble
jusques à la derniere goutte en consistance de beurre, ce qui est un
grand cordial & bien odoriferant.
Si vous ne pouvez avoir d'eau de
fleurs d'oranges, prenez une eau
de

de roſes bien pure & nette.

Extrait de pavots rouges.

MEttez de l'eſprit de vin ſur les fleurs de pavots, que digere-rez juſqu'à ce que l'eſprit ſoit bien teint : puis verſez-le & le remettez ſur de nouvelles fleurs, & digerez comme devant : puis filtrez cette teinture extraite, & en diſtillez l'eſ-prit de vin juſqu'à ce qu'il demeu-re au fond en conſiſtance, dont dix ou douze grains ſeront la doze. On s'en ſert au lieu de ladanum, & avec beaucoup plus de ſuccez, pour faire dormir & cauſer un peu de ſueurs, qui par ce moyen décharge l'eſto-mac de ce qui l'oppreſſe.

Eau cordiale & dormitive.

PRenez Diaſcordium une dragme, confection d'Alkermes une drag-me & demie, ſyrop d'œillers une bonne cuillerée, mêlez bien tout en-ſemble avec une dragme & demie d'eau d'eſtragon ou de pavots rouges ou de chardons benits, ſelon la maladie.

R

Ce cordial est excellent pour aider à la digestion, on peut augmenter de beaucoup la doze à une grande personne.

Pour faire excellente Eau cordiale, nommée aqua admirabilis, *composée par Monsieur Digby.*

VOus prendrez cubebes, galanga, cardamum, fleurs de melilot, cloux de gerofle, canelle, gingembre, fleurs de muscade, toutes grossierement pulverisées, de chacune une dragme, une chopine de jus de calendine, jus de mente, jus de baume, de chacun demy-septier, sucre une livre, fleurs de primulaveris, fleurs de romarin, de bourroche & buglose, de calendula, de chacune deux dragmes, eau angelique une chopine, eau de roses rouges demy-septier : mêlez tout cela, & verser dessus trois chopines de bon vin d'Espagne, laissez infuser dix ou douze heures, puis distillez, mettant au fond du distillatoire des feüilles de scolopendre.

Cette Eau preserve & guerit des maladies de poulmons, empêche la corruption du sang, le multiplie & le purifie: elle est excellente pour la rate, & la mélancholie, corrobore merveilleusement l'estomac & la memoire, en conservant la jeunesse & l'embonpoint. La doze est une cuillerée le matin à jeun, une fois ou deux la semaine en Esté, & l'Hyver deux ou trois.

Eau cordiale composée par le Docteur Stephen, dont il a guery plusieurs maladies.

PRenez gingembre, galanga, noix de muscade, grains de paradis, clous de gerofle, anis, semence de catarays, le tout brisé ensemble, de chacun une dragme, sauge, mente, roses rouges, thim, pelsitoire, romarin, pullegium, regalé, montanum, camomille, scolopendro, lavande, cariophilata, de chacune une poignée, mettez tout infuser dans quatre pintes de bon vin blanc l'espace de vingt-quatre heures, remuant

quelquefois ; puis diſtillez le tout
dans un alambic de verre , & recevez la premiere eau à part.

Cette eau fortifie merveilleuſement
les eſprits vitaux , conſerve la jeu-
neſſe, eſt bonne pour toutes maladies qui viennent des humeurs froides , pour la patalyſie , appoplexie,
pour les contractions de nerfs, aide
à la conception. Elle eſt auſſi excellente pour la Goutte froide, pour la
Pierre & Gravelle, douleur de reins,
maux de dents, & elle ſera encore
meilleure ſi on la met au Soleil.

Le grand cordial du Chevalier Raligh.

PRenez fleurs de bourroche, fleurs
de romarin , fleurs de calendula,
des œillets rouges , roſſolis , fleurs
de ſureau de chacune huit livres,
eſtant ſechées au Soleil & auparavant à l'ombre : ſcordium , chardon
benit , angelique , baume , mente,
marjolaine , betoine , de chacune
quatre poignées auſſi ſechées à l'ombre : de l'écorce de ſalſafras , lignum

aloës, de chacun quatre onces en
poudre fine ; cubebes, cardamo, me-
zedoire, de chacun une once, safran
demie-once , grains de genievres ,
racines de tormentille , de chacun
une once. Il faut extraire la teinture de tout cela avec esprit de vin ,
puis faire le sel de tous les ingrediens,
lequel ajoûterez avec la teinture :
puis prendrez six onces de cet extrait & trois onces de la teinture de
corail, terre sigillata quatre dragmes,
perles preparées deux onces , pierre
de bezoard trois dragmes, corne de
cerf calcinée quatre dragmes ; ambre-gris quatre dragmes, musc trente grains, sucre-candy une livre &
demie ; le tout bien pulverisé &
broyé sur une pierre de marbre creu-
se : en le brisant mêlez-y syrop de
citrons & syrop de roses, & le faites bien broyer par un homme ro-
buste.

R iij

Pour faire la peinture de corail pour le cordial.

PRenez quatre onces de corail, mettez-les dans un pot au feu de reverbere l'espace de vingt-quatre heures, jusqu'à ce que le corail soit blanc comme neige : puis mettez dessus trois pintes de vinaigre distillez dans un materas à long col, & le bouchez bien de sorte que le vinaigre distillé ne puisse évaporer; puis le faites boüillir incessamment au sable l'espace de vingt-quatre heures : & estant refroidy, versez tout le vinaigre distillé qui sera tres-rouge, & mettez dans un bassin ou autre vaisseau de verre propre, & faites évaporer doucement au sable jusqu'à ce que le corail demeure sec.

La meilleure façon de faire les esprits des herbes, comme Romarin, Mente, Sauge, Marjolaine, &c.

REmplissez une cucurbite de fleurs de l'herbe que vous voudrez à un tiers pleine : puis distillez au bain

avec chaleur moderée, & fans faire
boüillir jufqu'à ce que l'herbe demeure quafi féche, mais non tout a
fait; car fi vous tiriez tout ce qu'il
en pourroit venir, l'efprit feroit amer
& defagreable, c'eft pourquoy il faut
y goûter de temps en temps: puis
remettez cette eau fur de nouvelles
fleurs, & diftillez comme devant.
Faites ainfi trois ou quatre fois, &
quand vous en aurez affez, vous la
diftillerez feule dans une cucurbite,
en tirant feulement les deux tiers, &
jettant le refte comme inutil : puis
prenez ces deux tiers & les diftillez
derechef, en tirant feulement encore
les deux tiers, jettez le refte comme
deffus, & prenez cette eau qui eft bien
fpirituelle & agreable : & dans une
pinte d'icelle diffolvez du fucre tres-
fin en poudre autant qu'il en faudra
pour l'adoucir : puis y mêlez quatre
onces de bon efprit de vin, & deux
onces d'eau de rofes avec quelques
gouttes d'efprit d'ambre & un peu
de mufc; fi quelque huile en diftil-
le, qui furnagera fur l'eau, prenez-
R iiij

la & la gardez pour quelqu'autre
usage.

Vertus de l'esprit de Primavere.

Les vertus de l'esprit des herbes.

IL est excellent pour empêcher la
consomption des poulmons ou la
ptisie, fortifie le cœur, il augmente
l'humide radical, rétablit les forces
d'une Femme accouchée.

La doze en est une cuillerée ou
deux, matin & soir.

L'esprit de fleurs de Romarin.

ESt excellent pour la toux, maux
d'estomac, & pour toutes les vapeurs qui montent au cerveau, fortifie la memoire, ouvre les obstructions de la rate & du foye, empêche le vertigo, paralysie, apoplexie,
& autres de la sorte, guerit la colique & dissipe les vents. La doze est
une cuillerée.

L'esprit de Mente.

ESt bon pour fortifier l'estomac & la faculté retentive: corrobore les esprits vitaux, est admirable pour le poulmon, aide à la digestion, & est un remede infaillible contre la melancolie. La doze est depuis deux jusques à trois cuillerées.

Vertu de l'eau Theriacale.

ELle est excellente pour tous maux de rate, empêche & guerit toute contagion.

La doze est une cuillerée; estant attaqué de quelque maladie contagieuse, il en faut prendre trois & suer si l'on peut.

Vertu de l'esprit Diasatyrion magis gratum.

IL fortifie & repare la nature affoiblie, produit la semence & avance la generation, estant pris trois fois par jour, sçavoir le matin, aprés midy, & le soir, pourvû toutefois

que l'on s'abstienne du plaisir vene-
rien jusques après le premier som-
meil. La doze est une cuïllerée chaque fois.

L'esprit de fraises.

PUrifie le sang, empêche & guerit la jauniffe, ouvre les obstructions, & chaffe la gravelle.
La doze est d'une cuillerée.

Grand confortatif du Docteur Farrar.

FAut prendre six onces de cochenille en poudre, que mettrez dans
un verre large, & y verfez de l'esprit
de vin qui furnage de quatre doigts.
Laiffez infufer cela l'espace de sept
ou huit jours, ayant bien bouché le
vaiffeau que remuërez fouvent: puis
verfez l'esprit de vin pour en remettre d'autre, & digerez comme auparavant; reïterez cela jufqu'à ce que
vous en ayez extrait toute la teinture, & mêlez les extraits enfemble
pour les évaporer jufqu'à confiftance comme de boüillie épaiffe; enfuite prenez Diafatyrion Nicolai ma-

gis gratum une livre, Magiftere de
perles fait par diffolution dans le vinaigre, diftillé & precipité avec huile de tartre, Magiftere de corail preparé de même façon, de chacun
une once & demie, Syrop de fafa-
fras quatre onces, confection d'Alkermes demie-once, fel de chaux
vive, la quantité de quatre pintes
d'eau, filtrez & évaporez jufqu'à ce
que la matiere demeure comme miel,
ambre-gris demie-once : mêlez & incorporez tout enfemble, & en prenez demie-once matin & foir, vous
abftenant de manger entre les repas,
aufquels vous boirez peu de vin.

Grand cordial reftauratif.

PRenez des dattes dont ofterez
l'écorce exterieure, comme
auffi la pelicule blanche & épaiffe
qui eft proche le noyau : coupez-les
en deux & les faites boüillir jufqu'à
ce qu'elles foient tendres, & les
confervez avec fucre, de forte que
vous ne perdiez rien de leur fubftance en les faifant boüillir. Mangez-

en tous les matins si-tost que serez
éveillé trois ou quatre, & dormez
encore une heure ou deux avant de
vous lever.

Tablettes cordiales.

PRenez trois onces de sucre fin
en poudre, que ferez boüillir
avec eau de fleurs d'oranges, jusques à consistance de manus Christi :
puis y mettez deux ou trois dragmes
de confection d'Alkermes, & y versez une goutte ou deux de la quintessence de cedre & en faites des tablettes.

Grand Venerien.

PRenez opij thebaici infusé avec
esprit de vin une part, ambre-
gris trois parts : broyez-les bien avec
syrop de fleurs de sauge, jusqu'à ce
qu'ils soient en consistance d'opiat :
puis en donnez cinq ou six grains
le soir en vous couchant dans quelque vehicule convenable.
La maniere de preparer l'opium
est telle : faites-le dissoudre dans l'es-

prit de vin, puis le paſſez par un
linge, afin que les forces demeurent;
tirez-en ledit eſprit de vin par diſtillation, juſqu'à ce que l'opium ſoit
en bonne conſiſtance.

Autre.

PRenez conſerve de fleurs d'An-
thos, bourroche, œillets, de
chacune demie-once, electuaire de
Diaſatyrion une once, Eringo con-
fit ſix dragmes, deux dragmes de
vieux Theriac, ſemence d'Eruca, de
l'eau d'orties, de chacune demie-dragme, ſpecies diamoſchi dulcis deux
ſcrupules, ſyrop de ſtechas une quantité ſuffiſante, & en faites electuai-
ce: puis en prenez la groſſeur d'une
noix muſcade le matin & le ſoir, &
beuvez un verre de la decoction
ſuivante.

Prenez feüilles de ſauge, origan,
romarin, calamintes, orties de chacune une poignée, chamor, chame-
pit ſtechad, de chacune demie-poi-
gnée, ſemence d'eruca, orties, fenoüil, de chacune trois dragmes,

198 REMEDES

racines de pirette demie-once : faites tout boüillir ensemble dans une grande pinte d'eau de fontaine, & y ajoûtez ensuite une chopine de vin de Malaga.

Pour la teste & le sinus.

PRenez l'huile distillée de marjolaine & noix de muscade, chacune trois parts, huile de cloux de gerofle une part; si vous voulez avoir cette matiere liquide, vous pouvez laisser ces ingrediens ensemble: mais si vous souhaitez qu'elle soit épaisse & portative, vous en ferez onguent avec huile de muscades ordinaires, faites par expression; frottez de cela deux fois la semaine la plante des pieds, comme aussi le peritoine entre l'anus & coffum, & le dehors des emunctoires. Cela fortifie & corrobore tout à fait la nature.

Baume de Soulphre pour la poitrine & le poulmon.

FAites l'esprit de Therebentine de la sorte.

Diftillez-la dans une cucurbite fans aucune autre liqueur au bain-marie, puis la rectifiez trois ou quatre fois; la marque pour connoître quand elle fera affez rectifiée, eft lorfqu'elle s'unit bien avec l'efprit de vin. Mettez-la enfuite fur des fleurs de foulphre qui ait efté fublimé cinq ou fix fois: digerez les enfemble quelque temps, & l'efprit de vin diffoudra tout le foulphre; s'il n'y a pas affez d'efprit pour le diffoudre en une fois, vertez-le & en remettez de nouveau. Mêlez cette diffolution dans une cucurbite, avec douze fois autant d'eau diftillée, & diftillez cela au bain-marie jufqu'à ce que la fubftance demeure comme colophone, laquelle eftant refroidie fera tranfparante & rouge comme un rubis. L'eau aura emporté tout l'efprit de Therebentine n'y demeurant que le foulphre. Mettez cela en poudre, verfant deffus de bon efprit de vin qui fera tout diffoudre, excepté quelques fœces dudit foulphre, qui fera en baume mucilagineux.

Cela eſt excellent pour tous maux de poitrine & incommoditez de poulmons; ſi vous en oignez auſſi les dertres, gratelles ou autres infirmitez, elles ſeront gueries en trois ou quatre jours.

Pour fixer le ſoulphre commun, & en tirer la teinture pour la poitrine & les poulmons.

PRenez fleur de ſoulphre commun trois livres, ou à voſtre volonté en poudre fine, que mettrez dans un matras, & de l'eſprit de ſoulphre par deſſus qui ſurnagera de trois doigts : luttez-le bien pour le mettre en digeſtion à petit feu de ſable du premier degré, l'eſpace de quinze jours ou trois ſemaines, juſqu'à ce que le ſoulphre devienne tres-noir : enſuite diſtillez à ſiccité & en tirez tout l'eſprit : & pour le mieux cohobez ledit eſprit ſur les fœces broyées deux ou trois fois : puis ledit ſoulphre noir eſtant diſtillé à ſiccité, vous le tirerez & le mettrez en poudre fine pour calciner dans un un pot à feu de reverbere ou de la verrerie, l'espace de deux ou trois semaines ; premierement il sera mis noir, puis deviendra blanchastre, après jaune, & sur la fin rouge brun.

Pour en extraite la teinture, prenez une livre de sel que ferez dissoudre dans de l'eau & le filtrez ; mettez cela dans une cucurbite, & versez dessus peu à peu une livre de bonne huile de vitriol, puis y ajoûtez la chappe & le recipient. Quand tout sera dedans, il commencera d'abord à distiller de soy-même à froid, vous le mettrez au sable de chaleur medioce ; distillez-en tant que pourrez & rectifiez de son phlegme. Il demeurera dans la cucurbite un sel admirable qui est fort subtil, & qu'il faut dulcifier par plusieurs ablutions d'eau, & en donner trois grains pour doze.

Pour les defluxions du cerveau.

PRenez eau de roses, vinaigre & huile d'olives, que mêlerez bien ensemble, & appliquerez au

S

front estant chaudes.

Autre.

VOus prendrez l'écorce mince & exterieure d'orange la plus déliée que vous pourrez couper : puis la mettez en rouleau, de maniere que le costé humide soit en dehors, & vous l'enfoncerez dans chaque narine, cela fait éternuer & attire plusieurs eaux du cerveau.

Besoardic theriacal du Pere Bening de Beaulne, Prestre Apothicaire au Convent des Capucins à Lyon.

VOus prendrez la vipere & tenez-la fort avec le poulce & le doigt par le col, si bien qu'elle ne puisse remuer, & luy fendez le gosier avec un canif, en sorte que vous puissiez luy arracher la langue que mettrez à part, détachez aussi la peau autour du col joignant la teste, & écorchez-la toute : puis coupez le tronc un poulce par dessus le nombril & jettez la queuë ; ensuite ostez tous les intestins, separant la

graisse à part, le cœur & le foye
aussi à part, & la teste aussi. Cela
estant fait, jettez ce qui est inutil;
preparez plusieurs viperes de la sorte, puis mettez les troncs des corps
sur une platine à part, les cœurs &
foyes sur une autre, & les langues
sur une autre sans rien laver: mettez les doucement secher dans un
four mediocrement chaud; il faut
cependant qu'il y ait plus de chaleur
au commencement qu'à la fin, pour
empêcher qu'elles ne se corrompent,
& pour chasser d'abord la plus grande humidité: après il faudra les
mettre seulement dans un lieu sec,
avec tant soit peu de chaleur pour
achever de les faire secher & durcir
afin de les piler; ce qui se fera en
neuf ou dix jours. Estans ainsi sechez mettez toutes les parties à piler,
y jettant de fois à autre une goutte
d'Opobalsamum ou baume blanc
oriental, & quelque goutte de baume composé, mais avec tant de retenuë & de discretion, que lesdits
baumes se puissent incontinent se-

cher & imbiber dans la poudre fans
qu'on puiffe difcerner de liqueur,
cela empêcheroit de broyer & piler
la poudre ; remarquez auffi qu'il
faut beaucoup moins employer de
baume naturel que de compofé, car
la plûpart de l'humidité de celuy-
cy s'exhale facilement par le mouvement que l'on excite en pilant ; au
contraire l'autre demeure & s'attache bien plus eftant vifqueux : par
exemple à une livre de fubftance de
viperes, une once ou au plus deux
de baume naturel, peuvent fuffire :
mais de l'autre faites-en entrer le plus
que vous pourrez, pourvû que la
poudre ne devienne pas humide &
pafteufe, quand il y en entreroit une
livre c'eft le mieux.

Il faut de fois & d'autre faire paffer par tamis de foye ce qui pourra
paffer, & remettre ce qui ne peut
paffer pour le piler encore, & y mettre de vos baumes ; quand vous verrez encore quelque apparence de
quantité en poudre déliée, vous la
pafferez par ledit tamis, & pilerez

le reste comme deſſus, faiſant cela
juſqu'à ce que tout ſoit paſſé, quoy
que tout ne paſſe pas abſolument,
comme m'a dit le Pere Capucin, parce
qu'il y reſte une certaine poudre
blanche, qui ſont les os qu'il jette
comme inutiles, & ladite poudre
ſera faite.

Le Baume compoſé ſe fait ainſi.

Prenez de la mirrhe, du bois d'a-
loës, du ſantal citrin, de chacun
une once, des eſpeces aromatiques
de roſes deux dragmes: tirez la teinture de ces choſes avec bon eſprit
de vin tartariſé: mettez la mirrhe à
part en un vaiſſeau, & mêlez les
trois autres choſes enſemble dans un
autre; quand l'une eſt bien teinte,
verſez-la & en reprenez d'autre,
juſqu'à ce qu'elle ne teigne plus.
Prenez une once de la teinture de
mirrhe, une once de celle des trois
autres ingrediens, & une once d'excellente eau de roſes odoriferantes
ou paſſes, & mêlez ces trois onces
enſemble: ce mélange deviendra

comme un baume gris , & c'eſt le baume compoſé.

La meilleure eau de roſes ſe fait en mettant les roſes paſſes à putre-fier, quand elles ſont aſſez fermen-tées : diſtillez l'eau que mettrez ſur nouvelles roſes & diſtillez comme devant; l'eau qui en ſort la premiere eſt la meilleure ; il la met enſuite au Soleil.

De cette poudre bezoardique the-riacale, il en faut donner quatre ou cinq grains pour une doze, dans du boüillon ou du vin.

Pour relever d'une grande mala-die qui a beaucoup diminué les for-ces & affoibly le corps, ou pour ſe precautionner de toute ſorte de mau-vais air ou infection, il en faut pren-dre & continuer quelques jours; pour ſe maintenir en ſanté, le Pere recommande auſſi ſon uſage: aſſu-rant qu'elle eſt encore excellente pour la petite verolle, pour les fiévres in-termittentes, même les quartes.

La doze eſt d'une demie-dragme immediatement devant le paroxiſme,

& aux continuës, elle se donne au jour de la crise : si la fiévre ne quitte à la seconde ou troisiéme ; donnez au malade une purgation convenable immediatement aprés que le paroxisme est passé : il faut aussi preparer le corps par une purgation, avant que de commencer à prendre cette poudre.

Pour faire un grand confortatif, voicy la maniere.

Prenez conserve de roses rouges, conserve de fleurs d'orange, de chacune une once : confection d'hyacinthe, poudre subtile besoardique thetiacale, de chacune deux dragmes: confection d'Alkermes une dragme, poudre d'or un scrupule : enfermez-les bien ensemble avec de l'opiat, & si la composition est trop seche, ajoûtez-y du syrop de groseilles rouges tant qu'il en sera besoin. Prenez tous les matins de cette composition la grosseur d'une noisette.

La meilleure façon de faire la conserve de roses est celle-cy.

Prenez les feüilles bien mondées de leurs ongles blancs ; mettez-les dans une cucurbite bien bouchée, dans un bain-marie, boüillant pour une heure ou deux, jusqu'à ce que les fleurs soient parfaitement bien mortifiées ; alors vous les osterez pour les piler, & y ajoûterez leur double poids de sucre en pain tres-fin, bien pilez ensemble & mettez-les en un pot pour garder.

Les testes, peaux, & graisse de viperes que vous aurez separées pour faire la poudre besoardique, se gardent, d'autant qu'elles sont douces & de vertu particuliere : sechez lentement lesdites testes & peaux, & les gardez à part. Faites fondre la graisse, & la conservez en huile.

La teste portée proche de la gorge, est excellente pour squinancie & maux de ladite gorge.

La peau mise sur les reins de la femme estant en travail d'enfant,

aide

aide à la delivrer, & si l'arrierefais ne vient pas après l'enfant, mettez-la sur la cuisse de la femme en dedans, & la secondine viendra bientoft.

La graisse est merveilleuse pour la rougeur des visages bourgeonnez, en les oignant d'icelle.

La poudre besoardique fait suer copieusement, si l'on se met en estat de cela.

Les peaux seches hachées menu & mêlées avec l'avoine que mange un cheval qui a le farcin, le guerira estant continué quelque temps.

Opiat de Monsieur Chartier.

PRenez des racines d'enula-campana, salseparcille de la chine, de la peone, des grains de genevre, de chacun demie-once, des racines mechoacan une demie-once, des feüilles orientales une once & demie: broyez-les & infusez toutes ensemble dans trois livres d'eau par le moyen du bain-marie, pendant un jour ; enfuite faites diffoudre dans la liqueur paffée par un linge ou tamis, de la moëlle de caffe nouvellement tirée quatre onces, de la confection hamech une once, de la poudre de rhubarbe, du fené, jalap, de chacun une dragme & demie, de la conferve de fleurs de nenuphar, buglofe, violettes, de l'écorce de citrons confits, de la poudre de therebentine, & extrait de ligny fancti triti, de chacun demie-once, de la poudre des trois fantaus trois dragmes, du vieux theriaque quatre fcrupules, du fyrop de fleurs de pefcher de chacun une once & demie : puis faites l'opiat felon les regles de l'art, & le gardez dans un vaiffeau pour vous en fervir.

La doze doit eftre d'une demie-once.

Ladanum opiatum du Docteur Bacon.

PRenez opium thebaicum quatre onces, du fel de tartre environ une once : rompez en morceaux l'opium, & le mêlez bien avec le

fel dans un mortier d'airain : puis
mettez dans un vaiſſeau de verre, &
verſez deſſus une chopine de vinaigre diſtillé, une once d'eſprit de ſel :
digerez le tout enſemble juſqu'à ce
qu'il ne jette plus d'écume; faites le
boüillir aprés à conſiſtance d'electuaire en remuant toûjours : ajoûtez-y de l'eau de fontaine une pinte,
dans laquelle le ferez boüillir juſqu'à
ce que tout l'opium ſoit diſſout ;
faites boüillir encore les fœces dans
de l'eau juſques à diſſolution, & paſſez la liqueur : filtrez enſuite , &
mêlez le tout enſemble ſur le feu
juſques à conſiſtance d'electuaire avec
une once de ſuc de regliſſe, aprés
ajoûtez-y deux onces de teinture de
grains de genevre faite avec eau d'a-
nis, deux onces de poudre de ſafran,
une dragme de caſtoreum; faites le
tout comme eſt dit cy-deſſus, boüillir
à petit feu, & remuez bien, y mettant de l'huile ſuivante, ſçavoir d'a-
nis, muſcade, & cloux de gerofle, de
chacun un ſcrupule; ce qu'eſtant fait,
vous le garderez dans un vaiſſeau

pour l'ufage. La doze en eft depuis trois grains jufques à huit.

Pierre Medecinále.

VOus prendrez mercure d'antimoine, cy-aprés décrit, une
once, teinture d'or une dragme : mêlez bien le tout dans un mortier de
verre, & le mettez dans un petit
matras à tiers plein, tenez-le au
four à la lampe, à laquelle vous ne
mettrez qu'un lumignon en dix
jours ; cuifez-le encore dix avec deux
lumignons, autres avec trois lumignons, & dix autres avec quatre, &
le tout fera converty en poudre rouge comme fang. Ce remede eft uni-
verfel aux plus grandes maladies,
chroniques, verole, goutte, hydropifie, paralyfie, pefte & autres ; il
opere par le ventre, fueurs & urines.
La doze eft de trois, quatre ou cinq
grains, avec un peu de conferve de
bourroche ou violette.

EXPERIMENTEZ. 215

Le Mercure d'Antimoine, pour l'operation de la pierre Medecinale.

VOus prendrez des cendres gravelées, chaux vive parties égales, que mettrez dans un vaisseau de terre, versant dessus quantité d'eau que ferez boüillir doucement & laisserez refroidir; filtrez ensuite la liqueur qu'elle soit bien claire. Ayez trois ou quatre onces de mercure de vie qui est la poudre hemetique, que mettrez dans un matras, & verserez dessus quatre doigts de vostre liqueur ou lessive, les tenant en digestion sur un four à cendres du deuxiéme degré, l'espace de trois ou quatre jours, afin que la lessive tire la teinture de vostre mercure de vie: separez la lessive, remettez-en d'autre & digerez, reïterant nouvelle addition de ladite lessive & digestion tant qu'elle ne tire plus de teinture & que vostre poudre soit bien attenuée, sur laquelle vous ajoûterez autant de sel armoniac sublimé. Incorporez le tout avec le dou-

T iij

ble d'huile de tartre, putrefiée trente jours au fumier de cheval ; le temps
expiré, mettez voftre matiere dans
un mortier de marbre, broyez-la y
mettant un peu d'eau chaude : puis
ajoûtez-en de la plus chaude & broyez.
Separez ladite eau comme deffus, &
y mettez du vinaigre au lieu d'eau
& broyez toûjours ; vous verrez en
peu de temps la poudre fe convertir
en mercure coulant.

Si l'on fublime le regule avec quatre fois autant de fel armoniac, il
monte en fleurs avec ledit fel, def-
quelles (par la même façon) on extrait le mercure.

Teinture d'or pour ladite operation.

PRenez de l'or fin en pouffiere ou
paillettes q. f. que diffoudrez en
eau philofophale de fel armoniac &
nitre : eftant diffout verfez dedans
du mercure & le quart d'eau forte,
tenez en digeftion fur cendres chaudes tant que le mercure foit diffout;
l'eau qui eftoit orangée de la diffolution de l'or viendra claire & blan-

che, laissant l'or fort tenu & spongieux : separez l'eau de vostre or, que laverez en plusieurs eaux pour en oster l'acrimonie : puis le secherez & aurez une chaux d'or. Faites rougir dans un creuset de la fine pierre de ponce & l'éteignez dans du vinaigre ; reiterez cinq ou six fois l'ignition & extinction, alors elle sera bien calcinée & se reduira facilement en poudre subtile sur le marbre ; rougissez encore demy-quart d'heure cette poudre, & la laissez refroidir, la subtilisant aprés tant que vous pourrez.

Faites une couche de vostre poudre dans un creuset de l'épaisseur d'un doigt : mettez dessus de la poudre d'or, & dessus icelle nouvelle ponce, sur la ponce de l'or, & sur l'or de la ponce, couvrant le creuset d'une tuille & le luttant bien : tenez le creuset vingt-quatre heures en un four de verrier, où ils recuisent leurs cendres, afin que le creuset soit toûjours rouge, sans que les matieres fondent : laissez-le refroi-

T iiij

dir , & en feparez la poudre que
broyerez bien & verferez dans un
materas , & deffus icelle du diffolvant qui fuit.

Prenez du fel fondu au feu dans
un creufet une livre , du miel d'Efpagne deux livres: mêlez ce fel, pulverifez avec le miel & cuit en un
vaiffeau de fer en forme de fuppofi-
toire ; jettez cette matiere fur une
pierre polie & la laiffez refroidir,
mettez-la en poudre, fur cette poudre mife en une cornuë , verfez de
bon vinaigre diftillé & rectifié trois
livres : puis diftillez au fable par degré, ayant digeré auparavant vingt-
quatre heures ; vous donnerez fur la
fin grand feu cinq ou fix heures ,
que la cornuë rougiffe , la diftillation achevée, laiffez refroidir la cornuë douze heures ; feparez le vinaigre & diftillez aux cendres à ficcité,
feparant le phlegme : lavez bien net
l'alambic , rectifiez encore trois ou
quatre fois voftre vinaigre , qu'il
vienne bien clair & blanc , au lieu
qu'auparavant il eftoit jaune. C'eft

un diſſolvant de chaux metallique.

De ce diſſolvant vous verſerez ſur vos poudres de ponce & de ſel ſurnageant trois doigts : tenez - les en digeſtion, dans un peu d'heures il ſe colorera d'orangé. La digeſtion ſe doit faire au four à cendres trois ou quatre jours ; ſeparez enſuite le diſſolvant , verſez - en d'autre ſur vos poudres, digerez tant que le diſſolvant ſe teigne, que ſeparerez & mêlerez avec l'autre, le filtrant & exhalant au bain en poudre un peu orangée; ſi vous croyez qu'il y ait encore de la teinture d'or dans la poudre , la faut ſecher & reverberer quinze heures, puis proceder à la teinture comme la precedente.

Sur cette poudre demeurée dans l'alambic & miſe aprés dans un matras , verſez de bon eſprit de vin , afin qu'enſuite eſtant ſeparé d'une hypoſtaſe , le diſtilliez & cohobiez deux ou trois fois au bain. Vous aurez une eſpece d'or potable, ſeparant la moïtié de l'eſprit de vin au bain. On en donne cinq ou ſix gouttes en liqueur propre pour un plus grand corroborant dans les plus grandes maladies.

Pour avoir l'esprit de vin, propre pour ladite teinture, de beaucoup plus excellent.

VOus prendrez sel de tartre cristallin, qui se fait par diverses dissolutions, & congelations : puis reduisez en poudre quatre onces que mettrez en une cornuë, ajoûtez-y d'un excellent esprit de vin rectifié deux livres : digerez vingt-quatre heures, puis en distillez seulement une livre auz cendres tiedes, ou de premier degré : le reste est insipide, quelques rectifications que puisse avoir l'esprit de vin ; aussi est-il beaucoup plus acre & plus propre à l'extrait des teintures.

La teinture de corail se met de même façon avec la pierre de ponce ; le mettant tout entier, la ponce par sa secheresse tire la teinture, laissant le corail blanc comme amidon qu'il faut separer.

De la même maniere tirerez la teinture de lune qui vient bleuë.

Panacée de Scordeus.

PRenez ſoulphre d'Antimoine une once, regule d'Antimoine une once, huile de ſoulphre ou de vitriol trois onces. Faites digerer le tout enſemble en fiente de cheval pendant huit jours dans une petite cornuë : puis diſtillez & recohobez ſur le marc la choſe diſtillée trois fois. Pouſſez aprés le feu du quatriéme degré durant douze heures, & pour lors il ſera tout fixe. Caſſez la cornuë, prenez voſtre matiere, que pilerez & laverez en eau-roſe & ſecherez ſur le papier gris : mais eſtant ſeche mettrez-la dans une écuelle de terre à reverberer pendant cinq heures, & ſera fait.

Prenez une once de cette poudre, magiſtere ou ſel de corail deux onces mêlez enſemble. La doze eſt depuis dix iuſques à vingt grains dans des vehicules propres, du vin, eau de chardon benit, &c.

La vertu de cette Panacée.

ELle guerit toute forte de maladies, la Pefte & autres des plus dangereufes. Il faut recommencer plufieurs fois fi l'on n'eft guery d'abord. Elle guerit toutes les maladies qui demandent la fueur, & purifie tout à fait le fang. Son effet fe fait par purgations & fueurs & infenfibles tranfpirations.

Soulphre d'Antimoine.

PRenez du cinabre d'Antimoine qui fe trouve au col dé la retorte quand l'on a fait la poudre Emetique, que ferez boüillir en leffive tres-forte faite de chaux vive & de falpêtre l'efpace de trois heures, & le mercure fe feparera tout coulant: filtrez cette leffive & la laiffez repofer, & voftre foulphre fe precipitera de foy même au fond en poudre rouge, que ferez fecher & laverez enfuite avec eau chaude.

Autre Panacée d'Antimoine.

PRenez Antimoine crud, que pilerez & imbiberez peu à peu avec de bonne huile de vitriol, puis le mettrez cuire à feu de cendres durant quinze jours, & le reimbiberez derechef & cuirez pendant quinze jours; vous ferez la même chose pour la troisiéme fois : & la derniere pour l'achever de fixer, il faut le mettre dans une cornuë, & pousser hors à grand feu tous les esprits: puis cassez la cornuë où vous trouverez vostre Panacée fixe. La doze est de trois à cinq grains en tel vehicule qu'on voudra. Ce remede est bon pour toute sorte de maladies, mais particulierement pour l'apoplexie.

Autre Panacée.

FAut sublimer le salpêtre avec le charbon, aprés luy donner grand feu pendant deux heures, puis le dissoudre en eau commune: filtrer & évaporer jusques à siccité, & luy donner encore grand feu l'espace de deux ou trois heures, jusqu'à ce qu'il devienne comme vert. Prenez deux parties de cette poudre & sel de Nitre & une partie d'Antimoine en poudre, que mettrez ensemble dans un pot de terre vernissé avec une quantité suffisante d'eau commune, puis faites dessecher le tout, & estant sec, tenez vostre pot deux heures à grand feu, & jettez vostre matiere dans l'eau commune, & cette eau tirera la teinture de l'antimoine: laissez-la reposer une nuit : & le lendemain vous trouverez cette teinture au fond, vuidez l'eau par inclination & dessechez vostre poudre.

Voila une Panacée de laquelle vous pouvez donner depuis dix jusques à vingt grains, qui purgeront doucement par bas.

Prenez de la Panacée susdite une once, regule d'antimoine une once, huile de soulphre ou de vitriol rectifié trois onces : faites digerer le tout ensemble en fiense de cheval dans une petite cornuë l'espace de huit

jours, puis le diſtillez ; enſuite cohobez ladite huile diſtillée ſur le
marc par trois fois: puis pouſſez ladite matiere au feu du quatriéme
degré pendant douze heures, & alors
tout voſtre antimoine ſera fixe. Caſſez la cornuë, prenez voſtre matiere
& la pilez, reverberez-la pendant
deux heures dans une écuelle de terre, & lavez enſuite en eau-roſe, &
la faites ſecher ſur le papier gris &
ſera faite.

Prenez une once de cette poudre,
magiſtere ou ſel de corail deux onces
que mettrez enſemble.

La doze de cette excellente Panacée eſt de dix, quinze, juſques à
vingt grains & non davantage.

Pour l'augmenter en vertu on y
peut ajoûter autant peſant de ſel ou
vitriol de Mars que de ſel de corail
fait comme il ſuit.

Diſſolvez limaille d'acier en huile
de ſoulphre fait par la campane, pi-
lez-le & le mettez diſſoudre en eau
commune, que filtrerez par le papier gris : puis ferez évaporer juſ-

ques à siccité ; & pour le perfe-
ctionner davantage , vous le pourrez derechef dissoudre , filtrer &
évaporer.

Cette Panacée guerit toute sorte
de maladies, hydropisie, ptisie, paralysie , peste & toutes autres cau-
sées par les obstructions, ou deman-
dans la sueur & la purification du
sang.

Elle purge par sueurs , transpira-
tions insensibles & souvent par bas.
En cas qu'on ne soit guery de la
premiere fois , il faut reïterer.

Autre Panacée.

PRenez de bon vitriol , & le dissolvez & congelez avec esprit de
vitriol , neuf ou dix fois : puis le
rubifiez , & dans plusieurs retortes
distillez son huile , dans laquelle faites dissoudre des cristaux d'or preparez selon l'art : puis par digestion separez de la terre damnée de l'or , &
menez-le à la perfection par circula-
tion. Cette Panacée produit tous les
effets que l'on peut attribuer à une
bonne

bonne Panacée, en toute sorte de maladies, & renouvelle tout à fait le temperament.

Preparation singuliere du mercure de vie.

PRenez six onces d'Antimoine mineral bien net, qui n'ait jamais esté fondu, autant de bon salpêtre trituré en poudre subtile, & mêlez: puis ce mélange estant dans un creuset percé au fond de la grosseur d'un pois, donnez feu par degré & cette matiere fulminera; quand il ne sortira plus de fumée par le trou du creuset superieur, ostez-le du feu, & retirez la matiere restée dans le creuset inferieur pour la mettre en poudre subtile.

Prenez trois ducats d'or & six fois autant de ladite poudre, mettez-la premierement sur le feu dans un creuset pour la faire fondre, & quand elle sera fonduë, jettez-y l'un des ducats, remuant avec un baston jusqu'à ce qu'il soit fondu, & ferez ainsi successivement des autres du-

V

cats l'un aprés l'autre : eſtans tous
fondus & ayant demeuré un peu de
temps ſur le feu , retirez le vaiſſeau;
& eſtant refroidy, tirez toute la matiere que pilerez & paſſerez par le
tamis, y mêlant autant peſant de
mercure ſublimé pareillement pul-
veriſé & paſſé par le tamis : mettez
le tout enſemble dans une cornuë
de verre bien luttée par le col, &
la poſez dans un fourneau donnant
petit feu du commencement : & au
bec de la cornuë , adaptez un recipient plein d'eau commune ſans lut-
ter les jointures, faiſant enter le bec
de ladite cornuë dans de l'eau du
recipient, & augmentant le feu peu
à peu , vous verrez couler la matiere dans l'eau, mais la plûpart d'icelle demeurera attachée dans le col de
la cornuë , laquelle on pourra retirer & faire tomber avec un fer cro-
chu dans le recipient ; quand il ne
tombera plus rien à force de feu,
laiſſez refroidir, & ayant caſſé la cornuë, achevez de retirer le reſte de
la matiere élevée & attachée au col

& la mettez dans de l'eau du recipient avec l'autre; ayant laiffé faire refidence à l'eau, verfez la par inclination, la gardez pour la guerifon de toute forte d'ulceres. Mettez de nouvelle eau commune chaude fur la matiere qui a fait refidence au fond du recipient, & après l'avoir agité qvelque temps, laiffez - la raffeoir : puis verfez l'eau & en remettez d'autre ; reiterez les lotions fept ou huit fois, & feparez enfuite le mercure avec une plume, & mettez la poudre dans de l'eau nouvelle chaude qu'y laifferez jufqu'au jour fuivant, auquel vous recommencerez les lotions comme au precedent, ce que continuërez fix jours, & au feptiéme vous laverez avec eau fraîche : puis ayant fait fecher ladite poudre, la garderez pour vous en fervir dans l'occafion.

La doze pour les enfans eft d'un ou deux grains, & pour les adultes depuis quatre jufques fix ou fept, felon la force.

On la met tremper dés le foir en

deux ou trois onces de vin blanc juſ.
ques au matin : on coule le vin pour
le boire, demie-heure aprés on prend
un boüillon.

On la peut auſſi donner en ſub-
ſtance : elle fait vomir doucement &
purge auſſi par les voyes du ventre.
On en a toûjours eu bon ſuccez
dans la cure des fiévres intermittentes & de la goutte.

Grand Diaphoretique d'Antimoine.

PRenez bon Antimoine mineral
bien pilé & mêlé avec demie-
livre de mercure ſublimé, mettez le
tout, ſans luy donner temps de s'humecter, dans une cornuë de verre
ſur le ſable (il rend davantage quand
on le laiſſe quelque temps à l'air)
faites-en le beurre à l'ordinaire ;
mais ſur la fin de la diſtillation, faites preſque rougir le cul de la cornuë : une partie paſſera en beurre &
l'autre en cinabre fort dur, & l'Antimoine reſtera au fond : ſi avant la
diſtillation on laiſſe le mélange à
l'air, il y paſſera beaucoup plus de

liqueur qu'il ne feroit s'il estoit en
beurre dur. Rectifiez ce beurre &
faites-le refondre, & le mettez dans
une nouvelle cornuë, & vous servez
en le rectifiant d'une autre cornuë
pour recipient : faites-le fondre encore pour l'avoir plus clair & plus
ramassé : mettez dessus de tres-bon
esprit de nitre bien rec˘   ˘squ'à
ce qu'il ne fasse aucune   on :
distillez à petit feu , &   fin
faites rougir le cul de la cornuë, il y
passera une partie de l'esprit de nitre
sans aucune couleur, aprés il passera des fumées blanches, lesquelles à
même temps qu'elles passeront dans
le recipient se dissoudront & tein-
dront ledit esprit de nitre en couleur
de dissolution d'or, comme il estoit
avant d'estre mis sur le feu. Il ne
faut point se servir de ce qui se su-
blime, parce que ce sont les esprits
arsenicaux de l'antimoine ; au fond
il y reste une matiere fort spongieuse jaune & rouge : cette matiere pourra changer de couleur ; mais pulve-
risez-la & mettez dessus de l'eau de

fontaine fort chaude ; l'eau fe blanchit comme du lait , & refte au fond
une matiere noiraftre · cette eau teinte vingt-quatre heures aprés , ne fe
déchargera que fort peu , même la
filtrant à double papier gris , elle
paffera comme du petit lait ; dulcifiez - la par diverfes eaux, deffechez-
la à tres - petite chaleur , & la mettez entre deux creufets bien luttez ,
& y donnez feu de roüe une heure
durant , puis la laiffez refroidir de
foy-même : rebroyez - la & remettez
dans vos creufets bien luttez, y donnant feu tant que les creufets rou-
giffent deffus & deffous ; la poudre
fe trouvera blanche : broyez-la bien
& la mettez dans une écuelle ver-
niffée, & de l'efprit de vin par deffus qui furnage d'un petit doigt :
mettez-y le feu, & à même temps
que l'efprit de vin brûlera, remuez
bien & la poudre fe deffechera : vous
la broyerez y mêlant fept gros d'antimoine diaphoretique ordinaire, paf-
fé trois fois par le nitre : broyez
bien peu à peu les deux matieres en-

semble, mettez le tout dans une petite cornuë, & par dessus trois onces & demie d'excellent esprit de nitre : tenez cette cornuë à feu de sable en digestion environ vingt-quatre heures ; aprés distillez à petit
feu jusques à secheresse, lavez la matiere restante avec eau de chardons
benits distillée, en versant par inclination jusqu'à ce que la matiere soit
entierement édulcorée. Laissez-la dessecher d'elle-même dans un filtre &
la broyez impalpable, l'ayant mise
dans une écuelle vernissée, & par
dessus de l'esprit de vin de l'épaisseur d'un doigt : laissez-la ainsi sans
autre digestion pendant six ou sept
heures ; aprés cela brûlez l'esprit de
vin, remuant toûjours avec une cuil-
lere d'argent : rebroyez-la & serrez
dans un vaisseau de verre.

Cette poudre fait puissamment
suer ; prenez-la trois jours de suite
dans quelques confitures, quinze
grains à chaque doze : puis trois autres jours à vingt grains pour doze,
& trois autres encore à quinze seu-

lement comme vous aurez commencé , & un peu aprés l'avoir prise, il faut boire un verre de la decoction suivante.

Prenez quatre onces de gayac; deux onces de salsepareille , une once de sassafras infusez en trois pintes d'eau vingt-quatre heures: puis faites boüillir cela ensemble l'espace de trois heures à feu lent, & la tirez du feu; vous prendrez ladite decoction toute chaude comme un boüillon.

Par ce Remede on guerit des gouttes, hydropisies , paralysies & verolles : mais il faut auparavant commencer par les minoritifs , suivant le temperament chaud ou froid , sec ou humide des personnes malades.

Ceux qui sont curieux de conserver leur santé & leur embonpoint, peuvent prendre de cette poudre au Printemps & en l'Automne aprés s'être purgé une fois ou deux. La doze sera de dix ou douze grains avec un gros de la confection d'Alkermes, & incontinent aprés un verre de la decoction susdite.

Cette

Cette poudre refifte puiffamment
à la pourriture & corruption, deffe-
chant les humeurs fuperfluës, & eft
un vray concretif du fang.

Autre grand Diapheretique d'Antimoine.

PRenez une part du regule d'antimoine & fix parts de nitre :
faites - les brûler enfemble dans un
creufet ; reverberez - les une heure
aprés qu'ils feront fondus : puis prenez une cruche de terre pleine d'eau
de fontaine, fur laquelle mettez un
creufet qui foit percé au fond, par
lequel vous verferez voftre antimoine & falpêtre fondus : la plûpart du
fel fe diffoudra dans l'eau, & l'antimoine tombera au fond en poudre
blanche : verfez-en l'eau quand tout
fera raffis , & dulcifiez par plufieurs
ablutions en eau fraîche la poudre
qui eft reftée, jufqu'à ce qu'elle ne
foit plus falée & ne retienne aucun
gouft d'acrimonie ; vous la ferez
ainfi fecher & garderez pour vous
en fervir dans l'occafion.

X

Diaphoretique de Monſieur le Comte
d'Oxfort.

VOus prendrez du mercure bien
purifié & du ſoulphre de chacun une once : broyez-les bien enſemble juſqu'à ce qu'il n'y paroiſſe
aucun atôme du mercure, mais que
tout ſoit en poudre griſe fort ſubtile : puis faites fondre une dragme
d'eſtain, & l'ayant un peu laiſſé
refroidir, vous y verſerez voſtredite
poudre de mercure & de ſoulphre,
& les remuërez & agiterez bien enſemble : enſuite vous mettrez le tout
ſur le feu pour calciner, y donnant
grand feu ſur la fin ; vous aurez tout
achevé en l'eſpace d'une demie-heure : aprés vous retirerez le creuſet &
vous aurez une poudre brune, laquelle eſt un tres-grand Diaphoretique
au rapport de ceux qui en ont fait
experience, comme l'a témoigné
Monſieur le Comte d'Oxfort.

Vous en prendrez pour doze depuis cinq juſques à dix ou douze
grains, ſelon la force de voſtre tem-

perament & la malignité de la maladie que vous voulez guerir.

Diaphoretique du Chriſtal d'Antimoine.

DIſtillez un eſprit & huile du ſel & du vitriol, dans lequel ferez diſſoudre & digererez de l'antimoine l'eſpace d'un mois; vous aurez une matiere fort rouge, laquelle il faudra diſtiller & criſtalliſer.

Vous n'en prendrez pas davantage pour la doze ordinaire que deux ou trois grains, ſi vous ne vous appercevez en avoir beſoin & neceſſité de plus.

Or potable.

BRoyez de l'or avec nitre, ſel & alun, ſelon que l'enſeigne Zuelfer, enſuite faites-les boüillir dans de l'eau commune qu'évaporerez juſques à parfaite ſiccité, puis mettez deſſus du pur eſprit de vin, & digerez; l'eſprit de vin ſe teindre d'une teinture d'or: verſez ledit eſprit teint & en remettez d'autre, faiſant ainſi juſqu'à ce qu'il ait extrait tout l'or.

X ij

Diſtillez fort doucement l'eſprit juſqu'à ce que la matiere reſte comme
un ſyrop, ſur lequel mettez trois
fois ſon peſant d'eſprit de miel, qui
eſt pour empêcher la fulmination:
enſuite de cela faites-le precipiter
avec de l'eſprit d'urine, & l'or tombera au fond comme bouë verte-bru-
ne qui demeurera dans le filtre: laiſſez raſſeoir encore la liqueur paſſée
par le filtre dix ou douze jours, &
il ſe precipitera de ſoy-même encore de la matiere, mais non pas ſi verte ny ſi brune comme auparavant,
que ſeparerez par le filtre ; continuez cecy juſqu'à ce qu'il ne ſe precipite plus d'or, & à chaque fois ce
qui ſe precipitera ſera plus délié &
ſubtil. Lavez vos precipitations avec
de l'eau diſtillée, juſqu'à ce que vous
ayez oſté tout le ſel & acrimonie :
puis mettez·y voſtre menſtruë d'eſprit de vin acué avec eſprit ou ſel
d'urine, & au fond il tirera une
teinture rouge & brune en vingt-
quatre heures ; verſez le menſtruë
tein & en mettez d'autre, continuant

cela jufqu'à ce qu'il ne teigne plus,
même à la chaleur du bain-marie.
La premiere fois l'eau fe teindra au
froid, mais après il faut chaleur du
bain, car autrement il ne fe tein-
droit plus. Diftillez voftre efprit teint
jufqu'à ce qu'il y refte une gomme
humide; fur la fin de cette diftillation il paffera quelque phlegme qu'il
faut recevoir à part; & fi lors on
donne trop de chaleur, il montera
quelque teinture avec ce phlegme,
car fi vous le deffechez trop il ne fe
diffoudra pas bien dans l'efprit de
vin. Sur une dragme de cette gomme mettez une once d'efprit de vin
& un demy-feptier de vin d'Efpagne,
& filtrez cela par le papier gris; de-
quoy donnerez une once pour doze.

Pour ne rien perdre de voftre or,
prenez le corps reftant après que voftre menftruë en a tiré toute la teinture qu'il a pû, & reïterez avec luy
de nouveau toute l'operation comme vous avez fait avec l'or crud:
c'eft à dire broyez-le avec les trois
fels, & faites-le boüillir dans de

l'eau commune jufques à fecherefle.
Reïterez encore avec l'efprit de vin:
filtrez ledit efprit & évaporez à fyrop: diffolvez dedans trois fois fon
pefant d'efprit de miel, prçcipitez
avec efprit d'urine; abluez la preci-
pitation de toute fa falfunogité, &
& tirez-en la teinture avec voftre
menftruë. Notez qu'à toutes les fois
que vous tirez la teinture avec vôtre menftruë; la premiere fois que
vous la mettez, aprés avoir dulcifié
voftre precipité, l'efprit de vin acué
tirera la teinture à froid ; mais aprés
que vous aurez verfé cette premiere
extraction & que vous y verfez nouveau menftruë, il faut digerer au
bain, car autrement le menftruë ne
fe tiendroit pas: repetez la même
operation fur le corps qui ne donne plus de teinture, commençant par
l'ébullition dans l'eau commune avec
les trois fels, & achevant avec l'extraction de la teinture par le moyen
de voftre menftruë: reïterez cela jufqu'à ce qu'il ne vous refte plus d'or;
mais que le tout foit diffout en tein-

ture , & vous verrez qu'à chaque
fois l'or deviendra plus pasteux , &
en digerant le menstruë sur l'or , il
y surnagera une huile.

Voila comme l'or potable se fait,
mais en travaillant pour y parvenir
on a d'autres curiositez quand on
s'éloigne de ce droit chemin, & particulierement pour faire le crocus solis, comme l'enseigne Zuelfer, à sçavoir, broyez vostre or avec les trois
sels; faites boüillir dans l'eau commune ; évaporez à siccité : dissolvez
de nouveau en eau commune ; quand
tout est dissout, precipitez avec huile de Tartre : faites passer la liqueur
par le filtre, & l'on a trouvé dans
ledit filtre du mercure coulant avec
la poudre que Zuelfer appelle
crocus solis , mais il n'y a point
d'or, c'est seulement quelque terre-
streïté des sels , impregnée de quelque esprit d'or, lequel est tout dans
la liqueur qui a passé dans le filtre,
qui ne se precipite pas avec le sel de
Tartre, mais l'esprit d'urine le precipite tout , & il est fulminant :

lorſqu'il eſt precipité, verſez la liqueur ſurnageante, & ſur l'or precipité mettez de l'eau commune &
du mercure coulant que battrez enſemble, & le mercure fera que l'or
deviendra en poudre tannée, laquelle laverez bien de toute ſaleure; &
ſi vous la mettez dans un creuſet &
la reverbez à grand feu, cette poudre d'or deviendra fixe: mais ſi vous
la broyez premierement avec du ſoulphre, & puis la mettez à reverberer, tout l'or s'en ira avec le ſoulphre.

Quand l'or diſſout par les trois
ſels & l'eau commune a eſté retiré
avec l'eſprit de vin, on le peut precipiter en l'agitant dans un matras
avec du mercure coulant: il tombe
lors en poudre violette fort ſubtile
& ſi ouverte, que ſi on la mêle avec
du ſoulphre commun, elle ſe ſubli-
mera toute avec ledit ſoulphre au feu
d'ignition ou de reverbere ; neanmoins la teinture ne s'en tire pas ſi
facilement que de celle qui eſt pre-
cipitée avec l'eſprit d'urine.

Or potable pour servir aux maladies les plus abandonnées, dont les effets sont admirables.

VOus prendrez or en chaux une once, regule d'antimoine une once, sucre-candy une once, besoard demy gros, le tout bien pulverisé & mêlé ensemble, vous le mettrez dans une cornuë luttée avec son recipient qui soit beaucoup plus gros que la cornuë, de peur que les esprits retournans du recipient ne fassent crever les vaisseaux, que mettrez à feu de degré pendant douze heures, & durant les trois dernieres vous y ferez grand feu.

Autre Or potable.

FAites dissoudre une once de fin or dans huit onces d'eau regale: lorsqu'il sera bien dissout vous verserez une pinte d'eau commune mesure de Paris sur la distillation, afin d'affoiblir l'eau regale: puis vous verserez dessus peu à peu deux pintes d'une lessive faite d'eau commune &

de tartre calciné, qui fera precipiter
l'or au fond, & quand vous verrez
que les ébullitions cefferont, vous
cefferez auffi de verfer de ladite leffive, & laifferez repofer le tout durant vingt-quatre heures, ou jufqu'à
ce que vous voyez tout voftre or
precipité au fond & qu'il ne fe precipite plus rien. Verfez enfuite vôtre eau par inclination fort doucement & en mettez d'autre deffus,
faifant cela par trois ou quatre fois
ou plus, jufqu'à ce que vous reti-
riez voftre eau infipide, comme quand
vous l'y avez mife.

Cela fait, verfez voftre or fur un
papier gris étendu fur un entonnoir
de verre, & l'y laiffez fecher doucement fans feu : quand il fera fec,
vous le mettrez dans une écuelle de
verre ou femblable vaiffeau, & verferez peu à peu & à diverfes repri-
fes, environ le poids de deux onces
de l'huile vitriolique & philofophique, cy-deffous décrite ; & à l'inftant il boüillira & s'échauffera, devenant noir comme de l'encre, &

fentira le relant des fepulchres, &
même le vaiffeau s'échauffera ; de
forte qu'il faudra le pofer fur une
table, où vous le laifferez l'efpace de
trois jours, pendant lequel temps
le diffolvant agira continuellement,
comme vous reconnoiftrez par les
petites ébullitions qu'il fera.

Au bout des trois jours, vous verferez deffus, peu à peu, quatre ou
cinq pintes d'eau commune, qui deviendra violette, & emportera avec
elle tout voftre or diffout, & vous
la mettriez repofer dans quelque grand
vafe de terre convenable; en un jour
ou deux, voftre or qui paroiftra comme des atômes fpongieux, fe precipitera peu à peu au fond: quand il
fera bien precipité , vous verferez
l'eau doucement par inclination, &
vous en remettrez d'autre par deffus,
& contiuuërez cela deux ou trois
fois: aprés quoy ayant verfé l'eau,
vous le ferez fecher à un feu de cendres , dans le même vaiffeau où il
eft : eftant fec vous y mettrez du
vinaigre diftillé , en forte qu'il fur-

nage de quatre doigts, & le mettrez
en digeſtion ; le vinaigre deviendra
verd, & tirera à ſoy tout ce qui peut
eſtre reſté des eſprits du tartre & du
vitriol: vous le verſerez enſuite par
inclination , & ferez deſſecher la
poudre qui reſtera , & enſuite la
mettrez encore dans un creuſet pour
deſſecher, à petit feu mediocre.

Eſtant bien ſeche, vous la mettrez
dans un matras, & verſerez deſſus
huit onces d'eſprit de ſel bien rectifié, ſans toutefois en ſeparer le phlegme: puis vous la mettrez en digeſtion ſur les cendres, juſqu'à ce que
vous voyez voſtre eſprit teint, & co-
loté d'une fort belle couleur azurée,
comme jaune orangée ; & ſi vous
voulez , vous pourrez même verſer
encore de nouvel eſprit de ſel ſur les
fœces , juſqu'à ce qu'il ne prenne
plus de teinture.

Quand vous aurez tiré toute la
teinture avec l'eſprit de ſel, vous le
mettrez dans un petit alambic, puis
diſtillerez juſques à conſiſtance de
miel, & cohoberez voſtre menſtruë,

& diſtillerez juſqu'à ſept fois, toûjours en conſiſtance de miel, excepté
la derniere fois, que vous tirerez juſqu'au ſec.

Cela eſtant fait, vous prendrez
huit onces de bon eſprit ardent de
Saturne, que verſerez ſur voſtre or
& le mettrez en digeſtion durant
vingt-quatre heures ou plus, & ſe
cohobera, & tirera à ſoy toute la
teinture de l'or diſſout, & amortira
auſſi tous les eſprits fixes du ſel,
qui peuvent eſtre reſtez dans cette
diſſolution.

On s'en peut ſervir tout ſeul en
cette maniere, en verſant une goutte ou deux, ou plus, dans quelque
liqueur convenable ; mais j'eſtime
qu'on le peut rendre encore plus efficace, en le mêlant avec les teintures de bezoard, de corail, de perles & d'ambre-gris, tirées comme
il ſuit.

Les perles & le corail ſe preparent
de cette façon : il faut premierement
les diſſoudre en du vinaigre diſtillé,
faire enſuite évaporer le vinaigre, &

fur la matiere qui refte au fond, verfez de l'eau de vie acuée , avec le
quart de fon poids d'efprit de fel ,
laquelle fe colorera d'une fort belle
couleur dorée : puis l'ayant verfée
par inclination & enfuite fait évaporer, vous diffoudrez cet extrait, qui
reftera dans de l'eau de rofes & chardon beny , moitié par moitié, laquelle eau fe teindra auffi en couleur jaune dorée.

La teinture du bezoard fe tire ainfi : On broye ledit bezoard , & on
verfe deffus de l'eau de vie acuée par
l'efprit de fel, comme dit eft, laquelle fe colore d'un beau rouge ;
on la verfe par inclination , en verfant d'autre jufqu'à ce qu'elle ne tire plus de teinture. On fait évaporer le menftruë , & fur l'extrait,
on verfe defdites eaux de chardon
beny & de rofes.

La teinture de l'ambre-gris, fe tire
en verfant de bon efprit de vin deffus , & le mettant en digeftion au
Soleil ou aux cendres , ou bien en
le diffolvant dans de l'efprit de miel,

qui a cette faculté de le diffoudre particulierement.

L'Eau regale, pour diffoudre l'or, fe fait en diftillant huit onces d'efprit de nitre avec fon flegme, fur une once de fel commun, decrepité, diffout & coagulé.

L'huile de vitriol philofophique fe fait auffi en cette maniere.

Prenez huit onces de bon eftain & le faites fondre dans un creufet; tirez-le du feu, & comme il fera encore en fonte, verfez - y dedans huit onces de mercure commun : puis à l'inftant jettez - le dans un mortier de marbre, & le broyez avec un pilon de bois jufques à ce qu'il foit bien eftendu comme pour mettre derriere des glaces de miroirs.

Cela fait, prenez une livre de bon fublimé de Venife & le broyez, & triturez avec le fufdit amalgame d'eftain & mercure, tant & fi longtemps qu'il devienne noir, & enfuite gras, & s'attache au pilon comme de la graiffe, & enfin fe reduife comme en boüillie noire , & combien que le mercure semble se détacher ; il ne faut pourtant pas le separer , mais toûjours broyer le tout ensemble.

Quand il sera reduit comme en boüillie noire & claire, vous le vuiderez dans des écuelles de fayance ou de verre , & le mettrez en un lieu humide , où le laisserez sur une table ou fenestre, au serain, mais en sorte que le vent, la pluye ny le Soleil ne donnent dessus , & vostre huile philosophique se separera & surnagera dessus les fœces , & la verserez doucement par inclination dans une phiole , que laisserez reposer jusques à ce qu'elle soit claire, afin qu'on s'en puisse servir.

Cette huile est fort pesante, & est fixe au feu, comme les sels.

Il faut noter aussi que pour la bien faire , il faut choisir un temps humide ou pluvieux, ou une cave fraîche , car autrement on n'en viendroit jamais à bout , & la matiere demeureroit toûjours en poudre dans

le

le mortier de marbre.

*Pour faire l'esprit d'urine excellent pour
la Pierre, Gravelle, pour toutes obstructions, & toutes maladies, aufquelles est bon l'esprit de sel, beaucoup meilleur qu'iceluy.*

PRenez une livre de ce sel & six
livres de bonne terre bien tamisée, mêlez-les bien ensemble, &
distillez par la retorte comme eau
forte; vous n'aurez qu'un esprit foible. Mettez le caput mortuum à resoudre à l'air, & prenez une autre
livre de ce sel, que ferez dissoudre
aussi à l'air, en liqueur: puis prenez une livre de cette liqueur, que
mettrez sur vostre caput mortuum
liquefié, & distillez-le à feu de degré, & vous aurez une livre de fort
excellent esprit, lequel n'a pas besoin d'estre deflegmé. Si vous distillez cet esprit sur oculi cancrorum,
il sera encore bien meilleur pour la
Pierre. Il sublimera un sel dans le
col de la retorte, & une partie dans
le recipient, lequel vous osterez soi-

Y

gneusement, & ferez resoudre à l'air,
& deviendra huile rouge, duquel si
vous écrivez sur une lame de cuivre,
il y fera des traces blanches comme
du mercure.

*Pour faire l'esprit de verd de gris, ex-
cellent pour l'Epilepsie, la Rate &
Colique, de Monsieur Boile.*

DIstillez un esprit de verd de gris,
puis rectifiez-le une fois, il laissera quelques fœces & terrestreitez
metalliques derriere.

Prenez une part de cet esprit, &
trois parts d'eau de fontaine : mettez
cela sur de la litarge bien tamisée,
autant qu'il en pourra dissoudre.
Deflegmez cela au bain-marie, &
distillez au sable, & aurez un
tres-excellent esprit & fort, sans
acrimoine, & aura un peu le goust
douceastre, comme en faisant le sel
de saturne : il est excellent pour les
convulsions des petits enfens.

La doze est une goutte ou deux
dans quelque vehicule convenable :
mais à une grande personne, vous

en pourrez donner dix ou douze, ou
vingt gouttes.

Pour corporifier le sel d'esprit de vin,
pour dissoudre l'or, & en tirer la
teinture, de Monsieur du Clos,
Medecin.

PRenez de bon vin vieux, distillez-en l'esprit & puis tout le
phlegme, jusqu'à ce qu'il y demeure
une substance noire & visqueuse.
Prenez cette substance noire, & mettez de l'esprit de vin dessus autant
qu'il en faut pour tout dissoudre :
digerez pendant sept jours, puis distillez premierement au bain-marie,
jusqu'à ce que tout l'esprit soit passé, ensuite au sable, jusques à secheresse, & il y passera une huile ou esprit blanc comme lait, lequel Lulle
nomme *aqua secunda* ; vous le rece-
vrez à part & garderez soigneusement. Mettez sur le caput mortuum
une bonne quantité d'esprit de vin
pour le dissoudre tout, & digerez-
le sept ou huit jours : puis distillez
comme devant, & mettez la liqueur

blanche ou aqua secunda avec la precedente : reïterez cette digestion & distillation avec le même esprit de vin, tant de fois, qu'il ne vienne plus de cette aqua secunda ou esprit blanc, & que le caput mortuum demeure fort sec : vous la mettrez entre deux pots à calciner deux ou trois jours, puis imbiber avec une dixiéme partie de vostre aqua secunda, & digerez deux ou trois jours : ensuite distillez au bain-marie, la liqueur passera insipide, laissant toute sa vertu dans la terre ; ajoûtez y nouvelle aqua secunda, & procedez comme devant, jusqu'à ce que vous ayez imbibé toute vostre aqua secunda : puis mettez sept parts de bon esprit de vin sur une de vostre terre, & l'imbibez : digerez-la deux ou trois jours, puis distillez au bain-marie, la liqueur passera comme phlegme : imbibez la terre avec six parts de l'esprit de vin, & faites comme cydessus : aprés avec une cinquiéme part, & puis avec une quatriéme, laquelle proportion vous continuërez, repetant l'imbibition avec une quatriéme part, jufques à ce que la terre n'en veüille plus prendre, & que l'efprit de vin en forte auffi fort comme vous l'aurez mis. Mettez cette terre ainfi impregnée à fublimer pour vingt-quatre heures ou plus, faifant rougir le vaiffeau fur la fin, & il fublimera un fel pur & blanc, lequel eft le fel d'efprit de vin : tout ne fera pas encore forty de cette terre ; c'eft pourquoy il faut derechef l'imbiber avec de nouvel efprit de vin, jufqu'à ce qu'elle n'en veüille plus prendre, puis fublimer comme devant : continuez cela tant que ladite terre ne veüille plus corporifer de l'efprit de vin, & alors c'eft une terre inutile. Prenez tous ces fels fublimez, & y mettez deffus trois fois autant de l'efprit de vin, & diftillez-les enfemble : c'eft là le grand menftruë de Lulle, qui diffout radicalement tous les métaux, & l'or quand il eft bien ouvert & calciné, & en tire la teinture effentielle de tout.

Quand vous aurez extrait la teinture de l'or par le menſtruë , faites
boüillir quelque tempс le corps reſtant dans l'eſprit d'urine , & ſe re-
ſoudra en mercure coulant.

Eſprit ſoulphreux ou de ſel Armoniac, excellent pour les Ulceres interieurs, de Monſieur Boile.

PRenez ſoulphre & ſel armoniac
de chacun cinq onces, chaux vive ſix onces: pulveriſez-les chacun
à part, & les mêlez enſemble dans
une cornuë , & diſtillez au feu de
ſable, donnant grand feu ſur la fin.
Vous aurez un eſprit tres fort, lequel
eſt admirable pour toutes les playes
& maux interieurs.

Pour volatiliſer le ſel de Tartre.

FAut prendre ſel de Tartre bien
blanc, & le faites diſſoudre dans
du vinaigre diſtillé : puis filtrez &
évaporez juſques à une pelliculle;
mettez-y deux fois autant de ſablon
blanc , & les reverberez enſemble
l'eſpace de douze heures dans un vaiſ-

feau de terre non verniffé: prenez ce
fel reverberé, que ferez diffoudre derechef dans du vinaigre diftillé: filtrez & évaporez, reverberez & diffolvez tant que le fel de Tartre foit
auffi blanc que neige. Prenez ce
fel & le faites diffoudre derechef dans du vinaigre diftillé, & le
faites évaporer au bain; diffolvez encore jufqu'à ce que le vinaigre diftillé devienne acre & picquant: puis
faites doucement fecher ce fel & y
ajoûtez fon poids d'efprit de vin, les
digerant enfemble & diftillez à lente
chaleur : puis remettez de nouvel
efprit de vin, & digerez. Continuez
cela tant de fois, que l'efprit de vin
en forte auffi fort, comme quand vous
l'y avez mis : enfuite faites - le
évaporer doucement, puis fublimez
le fel par degré du feu, & le gardez foigneufement : il diffoudra l'or
& tous les autres métaux.

Les belles vertus du sel d'esprit d'Urine.

PRemierement, il guerit tous cancers & noli me tangere, une dragme ou demie-dragme estant dissoute dans le jus d'une herbe nommée juspiame : il faut tremper du charpis dans cette liqueur, & l'appliquer sur le mal, estant auparavant lavé de vin tiede.

Secondement, il guerit les loups des jambes, vieux ulceres pourris, caverneux ou fistuleux, ayant une petite seringue d'argent ou d'estain, pour jetter l'injection dans le trou caverneux, & appliquant sur la playe un peu de charpis baigné dans cette liqueur.

Pour guerir les fiévres continuës, il faut le dissoudre dans de l'eau de reine des prez bien lavée: puis faire boire à jeun, tant aux continuës qu'intermittentes.

Pour tous maux d'yeux, tout nuage, tache, cataractes qui couvrent la partie cristalline de l'œil ; il faut

dissoudre

diſſoudre un peu de ce noble ſel dans de l'eau diſtillée de fraiſe, & en mettre dans les yeux ſoir & matin.

Contre la peſte, c'eſt un ſouverain, aſſuré & prompt remede, eſtant diſſout dans de l'eau ſcabieuſe ou de meliſſe, & pris interieurement ; il eſt auſſi bon contre les poiſons.

Pour les dertres, galles, & toutes maladies de la peau. Je croy que ce remede eſt bon avec eau de plantin.

A une dent creuſe, mettre un peu de ce ſel : il guerit & chaſſe la pourriture qui s'y engendre ; il oſte & preſerve des douleurs de la pierre dans les reins, pris au declin des Lunes, trois jours avant la nouvelle.

Grand corroborant & ſudorifique.

FAites amalgame de l'or & mercure à la façon ordinaire, broyez-la bien avec des fleurs de ſoulphre, puis mettez-la ſur les charbons, & en faites chaux d'or ſelon les regles de l'art.

Reïterez cette calcination deux ou trois fois, puis prenez cette chaux

Z

d'or pour la broyer, avec deux fois autant de sel pur decrepité. Aprés mettez-le dans un creuset, & le couvrez bien, & l'exposez au feu de reverbere durant six heures ou plus, dans un fourneau où vous puissiez augmenter le feu par six degrez : mais prenez garde que le sel ne fonde. Quand il sera refroidy, prenez la matiere & la broyez bien, puis y mettez dessus de l'eau chaude pour dissoudre tout le sel. Aprés le filtrez & en remettez d'autre, faisant ainsi jusqu'à ce que vous aurez separé tout ce sel d'avec l'or, que secherez & rebroyerez avec son double pesant de sel preparé : cimentez-le & procedez comme dessus, repetez cela sept ou huit fois pour le mieux, jusqu'à ce que l'or devienne tout en poudre grisastre, puis le cimentez avec double quantité de sel de Tartre, comme vous aurez fait avec le sel commun, & faites comme devant ; reïterez cela trois ou quatre fois, le dulcifiant bien à chaque fois : puis estant bien sec, vous y mettrez le

menstruë d'esprit de vin & d'esprit
d'urine cy-aprés décrite, & il sera
teint rouge comme sang en vingt-
quatre heures : versez cela, & en
mettez d'autre, jusqu'à ce que vous
ayez extrait toute la teinture, que
distillerez dans une cucurbite à feu
lent, tant qu'elle devienne en gomme, dont vous mettrez une dragme
dans une chopine de vin d'Espagne,
& en donnerez une cuillerée pour
doze. Cela fait quelquefois suer
vingt-quatre heures, tant la vertu
de ce remede est grande & puissante.

La maniere de faire le menstruë,
est de mettre l'esprit de vin & d'urine dans une longue cucurbite qui
ait l'emboucheure étroite, y ajoûtant sa chappe dans l'orifice, mais
bien large par le corps; ainsi distillez l'esprit de vin, lequel faut re-
cohober sur le même esprit d'urine,
jusqu'à ce que le sel volatif en soit
extrait.

Grande Medecine, par laquelle on a fait des cures admirables, & qui m'a esté communiquée par un Intime Amy.

VOus prendrez six dragmes d'argent, que ferez dissoudre dans la meilleure eau-forte que vous pourrez trouver, justement la quantité qu'il faut pour le dissoudre, qui sera environ une once & demie. Quand vous verrez que tout sera parfaitement dissout sans feu, mettez-y un amalgame faite à la façon ordinaire des Orfévres, d'une once d'or pur & deux onces de mercure; vous verrez d'abord faire un pelagus conturbationis : laissez vostre matras sur une table, ou en quelqu'autre endroit, l'espace de quarante jours : vous verrez paroistre plusieurs belles couleurs. Aprés les quarante jours passez, il y aura quelque chose de rude sur la superficie du mercure, qui croistra de jour en jour. Aprés soixante jours en tout, vous verrez ce rude sortir comme des aiguilles

& petites branches : quand cela ne
s'augmentera plus, vous en verferez
toute la liqueur : puis avec un morceau de verre, rompez & oftez ces
excrefcences de la maffe, & les broyez
pour les reduire en poudre fubtile,
laquelle fera fort blanche : vous en
donnerez vingt-quatre grains ou plus,
felon la force & temperament de la
perfonne, dans une cerife ou autres
confitures, de grand matin ou le foir
en fe couchant ; fi vous les prenez
le matin, il faut tâcher de dormir
aprés.

L'Autheur m'a dit que cette medecine n'opere que fept ou huit heures aprés eftre prife ; quelquefois la
premiere doze n'operera pas du tout,
autrement qu'en fortifiant, & alors
il en faut donner une feconde deux
ou trois jours aprés, qui operera par
felles, vomiffemens ou fueurs, felon
qu'elle trouvera la nature difpofée.
Elle guerit toutes les fiévres quartes
ou autres, & fait des effets merveilleux dans les maladies même defef-
perées. De la maffe vous pouvez

Z iij

tirer tout voſtre or & argent, ſans
en perdre plus que la huitiéme partie.

Teinture d'or.

Prenez ſoulphre & borax, fon-
dez-les enſemble par trois fois
dans une phiole, vous les broyerez
chaque fois, puis fondez l'or avec
poids êgal de roſettes, & jettez deſſus la compoſition ſuſdite en œs-
uſtum, puis refondez cet or avec
nouvelle roſette, & le brûlez avec
ſoulphre ſuſdit, & ainſi par trois
fois, l'or ſera rouge comme ſang,
& cette teinture ſouffrira la congel-
lation, quand il eſt brûlé, il faut
battre l'or avec un marteau pour
faire écailler l'œs-uſtum; & ſi cela
ne ſe fait pas bien, il le faut brûler
derechef avec davantage de mercure,
juſqu'à ce que tout le ſoulphre en
ſoit bien ſeparé, ce qui ſe doit faire à chaque fois devant que d'y ajoûter de nouveau ſoulphre.

Teinture d'or excellente.

CAlcinez l'or avec les trois sels boüillis dans de l'eau, de la maniere qu'enseigne Zuelfer. Quand l'eau en sera évaporée & que vous aurez un sel d'or, broyez-le avec une fois autant de fleur de soulphre, puis mettez-le dans un creuset au feu de reverbere : prenez la chaux d'or, & la broyez derechef avec fleur de soulphre, & reverberez comme devant : continuez cette reverberation jusques à douze fois, & le reverberez beaucoup la derniere : aprés mettez sur la chaux un bon esprit de vin bien rectifié, & les digerez ensemble ; l'esprit de vin sera teint fort jaune, dont un peu de gouttes pour doze ont fait de grands effets.

Huile de perles, admirable pour la santé & pour le teint, du Docteur Farrar.

VOus prendrez des perles en poudre, que mettrez en vinaigre distillé : digerez au bain jusques à

Z iiij

ce que toutes les perles soient dis-
soutes, puis faites évaporer tout le
vinaigre: distillez & adoucissez en
lavant la substance de perles plusieurs fois en eau chaude, tant que
l'eau en sorte insipide; lavez la matiere encore deux ou trois fois avec
eau de roses: versez dessus de la rosée de May, distillée ou seulement
filtrée: ensuite distillerez le tout faisant boüillir fortement: vous trouverez dans le recipient l'huile & l'eau
que separerez. Vous pouvez aussi
mettre la matiere de perles, estant
lavées, dans le fumier de cheval,
avec esprit de vin, l'espace de dix
ou douze jours, changeant deux
fois de fumier pendant ce temps:
puis ostez-en l'esprit & distillez-le
avec la rosée de May susdite.

Mercure sublimé doux, avec un Mercure Lunaire, &c.

FAites une amalgame avec argent
& mercure, faisant prendre au-
dit mercure, tant d'argent que vous
pourrez pour avoir vostre amalgame

douce & butyracieuſe. Broyez bien cettedite amalgame ſeule enſuite avec le mercure ſublimé corroſif, tant qu'il y ait huit parts de mercure ſublimé ſur ſix de mercure coulant, qui eſt l'amalgame, & le ſublimez comme on a fait le mercure doux ; il montera d'une maniere tout à fait differente de l'ordinaire ; car il y aura beaucoup de mercure monté paroiſſant comme en gouttes, & plus des trois quarts de l'argent ſeront ſublimez, & l'autre quart ſera demeuré au fond du ſublimatoire, lequel vous pourrez reduire en argent, avec du regule d'antimoine, que ferez brûler avec nitre, & voſtre argent ſera tres-pur. Ce qui eſt ſublimé ſera tendre & mol : il le faut laver pluſieurs fois en eau chaude, où il ſera revivifié en mercure coulant, horſmis fort peu de terreſtreïté, de ſorte que vous aurez plus de mercure coulant, en convertiſſant l'argent en iceluy, que vous n'y en aurez mis, prenant le mercure coulant & celuy qui eſtoit dans le ſu-

blimé. Il faut amalgamer ce mercure lunaire avec or, & broyer cette amalgame folaire, avec fon pefant
de mercure fublimé corrofif, & le
refublimer en mercure doux, lequel
deviendra plus dur & plus ferme
que le premier, & fera fans admix-
tion de mercure coulant.

Cela s'eft trouvé un admirable
mercure fublimé doux, puis qu'il
n'a point caufé de falivation, mais
eft toûjours diaphoretique. L'or ne
diminuë pas de pefanteur, & par
confequent il n'en monte point avec
le mercure, mais il luy communique
fes vertus.

Teinture de Corail.

PRenez du miel & le deflegmez
dans un baffin fur le feu, jufqu'à ce qu'il foit épais comme de
la poix : puis mêlez-en une part avec
deux de fable, & le diftillez dans
une cucurbite, tant qu'il vienne clair,
au feu de fable. Quand l'huile fera
prefte à venir, vous ceflerez, & mettrez de cette eau diftillée fur du co-

rail en poudre, & en vingt-quatre heures voftre efprit de miel fera teint d'un jaune foncé. Verfez cet efprit teint, & en mettez d'autre, que digererez comme devant : continuez cela jufqu'à ce qu'il ne teigne plus, mêlez vos extraits enfemble & filtrez : diftillez-en la liqueur tant que la teinture feche, fur laquelle verfez de bon efprit de vin, & digerez : il fera teint d'une couleur rouge enfoncée. Verfez cela & en remettez d'autre, continuez tant que vous ayez extrait toute la teinture : puis filtrez l'extrait & diftillez l'efprit de vin ; remettez-en d'autre fur la ma-matiere reftante, & continuez jufqu'à ce que vous ayez la parfaite teinture, & qu'il n'y demeure plus de fœces dans la folution. Vous aurez une teinture tres-rouge & tranfparante, dont la doze eft vingt ou trente gouttes.

C'eft un grand cordial, faifant tous les effets qu'une bonne teinture de corail peut faire, & particulierement a efté experimenté en prefque toutes les maladies de matrice:

Pour faire naiſtre des Ecrevices.

VOus prendrez des Ecrevices bien lavées, faites-les boüillir pour le moins deux heures dans une quantité d'eau ſuffiſante de riviere : puis gardez cette decoction, & mettez les Ecrevices boüillir dans un alambic, & en diſtillez toute la liqueur qu'en pourrez tirer & la conſervez à part. Enſuite calcinez les Ecrevices dans un fourneau de reverbere, & en tirez leur ſel avec la premiere decoction : filtrez cela, & faites-en évaporer l'humidité ſur le ſel reſtant. Vous verſerez l'eau diſtillée que mettrez en lieu humide pour putrefier, & dans peu de jours vous y trouverez de petits animaux qui ſe remuëront, leſquels faut nourrir avec ſang de bœuf, juſqu'à ce qu'ils ſoient de la groſſeur d'un bouton : puis le mettre dans un ſceau ou cuvette remplie d'eau de riviere & du ſang de bœuf, changeant l'eau & le ſang tous les trois jours : &

ainſi vous les pourrez faire croiſtre
& augmenter, juſqu'à ce qu'ils ayent
la même groſſeur qu'auparavant.

Caſſolette de l'Ambaſſadrice de Veniſe.

VOus prendrez quatre onces de
benoin, deux onces de ſtorax,
une once & demie de bois d'aloës,
deux dragmes d'ambre-gris, vingt-
quatre grains de muſc, une dragme
de civette, vingt cloux de gerofle,
deux dragmes de canelle en poudre,
les pelures de deux citrons de nature
de cedres taillez mince, & ſans les
toucher : mêlez le tout enſemble
avec de l'eau-roſe, & en faites une
paſte avec la main, & ne vous en
ſervez jamais ſans eau-roſe, ou autre
de ſenteur, ou en faites paſte avec
de la gomme tragagante dans de
l'eau-roſe, juſqu'à ce qu'elle ſoit
en mucilage, & formez-en de petites tablettes.

Paſtilles de bouche.

PRenez ſucre fin tamiſé une livre, ambre-gris deux dragmes,

musc une dragme & demie : pilez &
broyez le musc & l'ambre avec un
peu de sucre, y en ajoûtant peu à
peu jusques à ce que le tout soit
bien incorporé ; faites paste de cela
avec eau de pepins de coins, qui se
fait de la sorte.

Mettez tremper une once & demie de pepins de coins dans de l'eau
claire, durant douze ou quinze heures, puis passez l'eau par un linge,
laquelle sera gluante : formez en des
pastilles & les laissez secher à l'ombre, mettant une étamine par dessus
de peur des mouches.

Pastilles de Roses.

PRenez trois onces de benjoin,
demie-once de storax, une once
de roses Alexandrines avant qu'elles
soient ouvertes, leur ostant le blanc :
broyez les roses à part, & le benjoin aussi avec le storax estans broyez :
aprés vous prendrez bois d'aloës, de
l'ambre, sucre fin, civette, & petite
poudre de chipre qui soit bonne, de
chacune demy-quart-d'once : broyez

le tout enfemble & le mêlez. Vous
tiendrez prefte de la gomme tragagante moüillée en eau de fenteur qui
ne foit pas fort épaiffe , mais comme de l'empois, & la mêlez.

Pour faire la meilleure eau d'ange.

PRenez un pot & demy d'eau-
rofe, demie-pinte ou un peu plus
d'eau de fleurs d'oranges, vingt-cinq
de mufc, autant d'ambre , & autant
de bois d'aloës , quinze grains de
civette, quatre onces de benjoin, une
once de ftorax , le tout bien pulverifé fera mis dans un pot de cuivre
bien bouché avec un couvercle de
même, & force linges à l'entour, &
le mettez boüillir dans un chauderon d'eau l'efpace de trois heures; fi
vous y remettez la même quantité
d'eau rofe, & la moitié d'eau de fleurs
d'oranges avec cinq ou fix grains
de civette , vous pourrez aprés de
ce refte former paftilles , ou en faire
caffolettes.

Pour faire un pomos, comme ceux qui se font en Espagne.

VOus prendrez demie-livre de paste preparée, qui est le benjoin abreuvé d'eau de roses odoriferantes, & exposez au Soleil durant six semaines, remuez deux fois le jour avec une espatule de bois, & nouvelle eau de roses ajoûtée à mesure qu'elle se seche. Broyez-la bien y mettant quatre grands cloux de gerofle entiers, un peu de canelle bien pulverisée, une once de storax aussi concassé avec le reste, demie-once de la peau jaune des citrons coupée bien menu, demie-once d'ambregris, un quart d'once de civette, une once de poudre de parfum d'Italie, une once de poudre de roses, un gros de musc : mêlez bien le tout ensemble, & faites boüillir cela dans de la simple eau de roses, n'y en mettant que pour couvrir la matiere, jusqu'à ce que le tout soit bien incorporé.

Cette proportion servira pour huit
pomos

pomos ; en s'en fervant, il faut toûjours tenir le pomos couvert d'eau
de rofes.

*Pour faire promptement , & à peu de
frais , un excellent pomos qui fent
fort bon.*

GRaiffez voftre pot de caffolet-
te, avec un peu de civette, autant que vous en pouvez prendre
fur la pointe d'un couteau , & verfez là-deffus une bonne quantité
d'eau de fleurs d'oranges , on y met
ordinairement de l'eau de fenteur de
cardona , qui eft diftillée de toute
forte de fleurs odoriferantes. Mettez par deffus cela un peu de poudre de buccaros ; alors allumez la
lampe, ne manquez pas de l'entretenir toûjours d'eau fraîche de fenteur , avant que ce que vous y mettez foit confumé.

Pour faire une balle odoriferante.

VOus prendrez deux dragmes de
benjoin, du ftorax tres-pur, ladanum , de chacun une dragme,

écorce de cedres, des limons d'oranges, le jaune feulement, fleurs de
violettes, de rofes odoriferantes, de
romarin, fantal rouge, calamus aro-
maticus de chacun une dragme &
demie : cloux de gerofle, cubebes,
iridos de Florence, de chacun deux
fcrupules : reduifez tout cela en poudre, & faites pafte de la gomme
tragagante trempée dans de l'eau de
fleurs d'oranges ou de rofes ; cependant chauffez un peu un mortier,
expofant le devant au feu : verfez-y
une cuillerée ou deux d'eau de fleurs
d'oranges ou de rofes, & fur cela
mettez un fcrupule de civette, une
dragme & demie d'ambre gris, &
broyez bien le tout enfemble avec
un pilon un peu chauffé. Quand
cela fera bien incorporé, mettez-y
un fcrupule & demy de mufc tres-
pur & le mêlez auffi, faifant tomber dans la compofition trente grains
d'efprit ardent de lilium convallium:
quand elle eft toute refroidie, alors
mêlez toute ladite compofition avec
la pafte precedente, les malaxant &

paiſtriſſant enſemble , & ſur la fin
y ajoûtez dix gouttes de parfaite
huile ou quinteſſence de canelle,
faite par diſtillation , & autant de
quinteſſence de romarin. Formez
cette matiere en balles de la groſſeur
qu'il vous plaira, & les laiſſez ſecher à l'ombre.

L'odeur ſera plus ſuave & deli-
cieuſe ſi vous n'y mettez point d'huile de romarin.

Parfum pour le Tabac.

VOus prendrez huile de muſcade par expreſſion une dragme
& demie , ſix grains de muſc , dix
grains de civette, huile de lavande,
de canelle, de marjolaine, de chacune une goutte, huile de gerofle de-
mie- goutte , un grain de baume
noir du Perou, ambre - gris demie-
once. Il faut broyer le muſc & l'ambre-gris dans un mortier de marbre, avec la moitié d'une amande
douce pelée, puis y mêler la civette
& le reſte, & l'huile de muſcade la
derniere.

Cecy eft fort bon contre le mauvais air, s'en frottant fous le nez & aux temples. Si on en met gros comme une lentille dans une boëte à moitié pleine de tabac, & d'autre tabac par deffus, il fera perdre le gouft du tabac.

Autre.

FAut prendre mufc, civette, de chacun fix grains, ambre-gris, eau d'ange, de chacun huit grains, fucre fin une dragme: broyez le tout dans un mortier un peu chaud : on s'en fert comme du precedent.

Parfum pour brûler.

FAut prendre demie-livre de boutons de rofes de Damas, dont vous aurez ofté le blanc, du benjoin en poudre trois onces, mufc demy-quart d'once, autant d'ambregris, & autant de civette. Mettez le tout en poudre dans un mortier, & eftant bien mêlé, mettez-y une once de fucre: puis en formez des tablettes, que ferez fecher au Soleil, ou à petit feu.

Secret pour reparer l'écriture effacée de vieilleffe.

PRenez des noix de galle, que mettrez tremper dans de l'eau pure l'efpace d'un jour ou deux: aprés vous vous fervirez de cette eau pour repaffer fur les lettres, & les laver par tout où elles ne paroiffent plus, ayant moüillé un linge dans dans ladite eau, dont vous en frotterez tout le papier, & auffi-toft qu'il fera fec, les lettres fembleront auffi nouvelles & auffi fraîches, comme fi on venoit de les faire à l'heure même.

Autre fecret pour faire des lettres dorées fans or.

PRenez or pigment une once, criftal fin une once: mettez-les feparement en poudre, puis les mêlez bien avec du blanc d'œufs, & écrivez avec.

Autre pour faire les lettres argentées sans argent.

PRenez une once d'estain, vif argent ou mercure deux onces : fondez l'estain le premier & y versez le mercure, puis ostez-le du feu, & remuez jusques à ce qu'il soit froid & en poudre, laquelle faut laver plusieurs fois dans de l'eau chaude, tant que l'eau en sorte aussi claire comme quand vous l'avez mise : puis mêlez bien ladite poudre avec de l'eau de gomme, laquelle vous aurez mise auparavant tremper, & écrivez de cette eau.

Pour faire une couleur d'or sans or.

PRenez du safran en poudre, de l'or pigment jaune & luisant, le fiel d'un lievre, *celuy d'un brochet est encore meilleur* : mêlez-les bien ensemble, & mettez dans une phiole que cacherez dans le fumier de cheval pendant quelques jours : puis ostez-la & vous en servez.

Pour conserver du fruit toute l'année.

METtez ledit fruit dans un vaisseau d'estain, & le soudez bien afin que l'air & l'eau n'y puissent entrer : mettez-le dans une fontaine toûjours trempant dans l'eau.

Pour convertir en Esté l'eau en glace.

METtez de l'eau boüillante dans une cruche toute pleine, & la bouchez bien, puis descendez-la dans un puis, & qu'elle trempe dans l'eau quelques heures ; retirez-la, & vous verrez qu'il faudra casser ladite cruche pour en avoir la glace.

Pour convertir l'eau en glace en un moment, avec d'autre glace ou neige.

PRenez un bassin, & y mettez de la neige ou glace, puis prenez une bouteille nuë d'ozier & remplie d'eau, ou une phiole si grande qu'il vous plaira & la mettez dans le bassin qu'il faut mettre sur la flame du feu, & vous verrez par antyperiftaze, que le froid de la glace ou neige se retirera dans la bouteille & en congelera l'eau.

Si vous mettez de la neige dans quelque vaisseau que ce soit, contenant une pinte, ajoûtant du salpêtre à la neige, & que vous mettrez sur une table où il y aura de l'eau répanduë, remuant bien la neige & le salpêtre avec un baston, le pot se gelera & s'attachera d'abord sur la table.

Pour empêcher que le fer ne se roüille.

PRenez du plomb en limaille fort menuë, & mettez dessus de l'huile d'olives assez pour le coûvrir, & le laissez ainsi neuf ou dix jours durant. Nettoyez bien vostre fer en grattant & ratissant, puis le graissez avec ladite huile, & ne s'enroüillera jamais.

Pour faire croistre les cheveux.

PRenez trois cuillerées de miel & trois poignées de petits filets de gnes, par lesquels les seps de vigne

vigne s'attachent & se tiennent aux échalas. Pilez-les bien & en tirez le jus, que mêlerez avec le miel : puis en lavez les endroits où vous voudrez avoir les cheveux longs & épais.

Pour oster les cheveux & poils de quelque partie que ce soit.

FAut prendre les coques de cinquante ou soixante œufs, pilezles bien & en distillez une eau, dont vous laverez souvent les endroits où vous ne voudrez point avoir de poil.

Autre.

PRenez la fiente de chat séchée & mise en poudre subtile, que mêlerez avec du vinaigre bien fort, & en oindrez les places que voudrez avoir rases.

FIN.

Bb

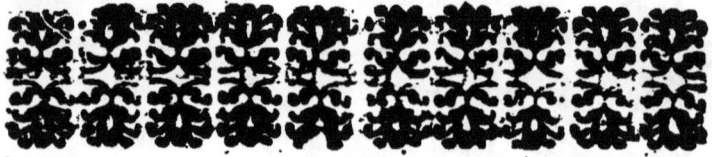

SECRETS
POUR
LA CONSERVATION
DE LA BEAUTE'
DES DAMES.

Eau pour ofter les taches du vifage.

AYez fleur de feheu, fenoüil & rhuë, autant d'un comme d'autre, faites-en eau diftillée, lavez-vous-en, & vous verrez l'effet merveilleux.

Eau rare à faire les mains & la face très-belle.

PRenez feüilles de lis blanc, & les diftillez en vaiffeau de verre ou de plomb à petit feu, puis pre-

nez fandal blanc , & le lavez tres-
bien , mettez-le tremper en ladite
eau , & l'y laiſſez tant qu'il ſoit bien
enflé , aprés pour chacune once de
l'eau ſuſdite , mettez demie-once ou
trois quarts de maſtic bien lavé &
ſeché , puis toutes choſes mêlées enſemble , la mettrez diſtiller par le
bain , en appliquant à la bouche
de l'alambic un peu de muſc , ſi la
voulez avoir de bonne ſenteur , puis
vous aurez une eau tres-noble , connuë de peu de perſonnes juſques à
preſent.

Pour faire les dents blanches.

PRenez des limons , & faites eau
diſtillée, d'icelle lavez vos dents
car elle eſt tres-parfaite , ou ſi vous
n'en voulez faire eau , prenez le jus,
car il eſt bon , mais l'eau meilleure,
d'autant qu'elle eſt plus agreable,
pourveu qu'elle ne perde ſa force à
diſtiller.

Pour le même.

AYez tartre & la mettez dedans un vaisseau de marbre, & l'étoupez diligemment, puis l'enterrez, & le laissez demeurer là jusqu'à tant qu'il soit venu en eau, puis le tirez dehors, & en frottez les dents, & elles deviendront belles, prenez aussi l'eau qui tombe au commencement de la distillation du sel nitre & alun, & en frottez les dents, si vous prenez aussi une racine de mauves, & qu'avec icelle vous les frottiez tous les jours, elles deviendront luisantes & belles, sans gâter la gencive: si vous prenez aussi une crouste de pain de froment & la faites brûler tant qu'elle soit comme un charbon, puis l'ayant mise en poudre, & en écurez vos dents, & les lavez après d'eau fraîche, soit de puits ou de fontaine, elles deviendront blanches, car c'est chose experimentée.

Pour oster les taches du visage.

PRenez deux onces de suc de limon, & deux onces d'eau-rose, deux dragmes d'argent sublimé , & aussi autant de ceruse, & mettez tout ensemble , faites - en maniere d'onguent , & en oignez le visage au soir quand vous irez dormir, & au matin quand vous vous leverez, oignez-le de beurre ; cela est éprouvé.

Pour le même.

AYez la glaire d'un œuf , & la battez tant qu'elle devienne en eau , puis prenez deux onces de cette eau, & demie-once de ceruse, & deux dragmes de vif argent, & une dragme de camphre , mêlez tout ensemble, puis en oignez le visage.

Pour le même.

PRenez quatre onces de vitriol, & trois onces de sel nitre, & une once d'écailles d'acier, & distillez le tout ensemble en y ajoûtant demie-once de camphre , & vous lavez le visage tous les jours.

Pour faire une eau qui oste les taches du visage , & le fait beau & luisant.

PRenez un pigeon blanc, & le plumez, puis luy ostez les entrailles : c'est à sçavoir les boyaux, & luy coupez la teste & les pieds, puis prenez trois bonnes poignées de frassinel, & deux livres de lait, & trois onces de crême de lait, six onces d'huile d'amandes douces, qui soit frais, puis mettez tout ensemble, & le distillez dans un vaisseau de verre, puis vous lavez de cette eau tous les jours le visage & les mains, puis elles seront toûjours blanches, molles, & sans aucunes taches, tout ainsi qu'en plein Esté.

Pour faire savon qui embellit les mains.

AYez une livre de savon Venitien, deux onces de sucre rouge, demie once de gomme draganti, mettez-les en infusion en eau , puis

les y laiſſez un jour ou plus, comme il vous plaira, puis prenez du
ſavon graté, mettez toutes ces choſes en un petit chaudron, & les
mêlez tres-bien d'un baſton tant qu'il
devienne comme colle, lavez-vous
en aprés les mains, & vous en ver
rez un bel effet.

Pour faire une autre eau qui embellis le viſage.

PRenez glaire d'œufs, & en faites eau diſtillée par l'alambic,
d'icelle lavez-en là face tant que vous
voudrez.

Pour faire une eau qui fait la face blanche & luiſante.

SI vous prenez lait d'aſneſſe &
écorces d'œufs, & en faites eau
diſtillée, & vous lavez le viſage,
puis il ſera blanc, beau & luiſant.

Eau pour faire la face vermeille.

FAut prendre la jambe d'un bœuf
ou veau, c'eſt à ſçavoir du ge-
noüil en bas & luy oſter la peau, &

Bb iiij

les ongles, puis rompre tout le reste
en pieces , c'est à sçavoir les os, les
nerfs, la moëlle , & puis le distillez, & vous lavez de cette eau au
matin.

Eau tres-bonne pour faire sembler le visage de l'âge de vingt ou vingt-cinq ans.

AYez deux pieds de veau & les
mettez cuire en dix-huit livres
d'eau de riviere , tant qu'elle soit
moitié consommée , puis y ajoûtez
une livre de ris , & le laissez cuire
avec de la mie de pain blanc de cha-
pitre détrempée avec du lait , deux
livres de beurre frais, & la glaire de
dix œufs frais, avec leurs écailles &
peaux , mettez toutes ces choses à
distiller, & en l'eau que vous en distillerez , mettez-y un peu de camphre , & d'alun sucarin , & aurez
une chose noble par excellence.

Eau pour embellir la face, & toutes autres parties.

PRenez borax blanc deux onces, alun de roche une once, camphre deux dragmes, alun de plume, alun écaille de chacun une once pulverisé, chacun à part soy, puis les incorporez tous ensemble, & puis les mettez en quelque grand vaisseau plein d'eau de fontaine, lequel vous couvrirez, & serrerez tres-bien d'un linge, & le mettrez au feu par l'espace de deux heures, puis aprés l'en avoir retiré, & qu'il sera refroidy, mettez-le en un autre vaisseau, prenez la glaire de deux œufs pondus du jour même, & la battez bien avec un peu de verjus: puis la mettez au vaisseau avec l'eau, & laissez-le par l'espace de vingt jours au Soleil, & aurez une chose parfaite.

Pour faire un tres-beau lustre pour les Dames.

AYez un grand limon, & faites un pertuis par dessus, par lequel vous osterez du dedans la grosseur d'une noix, puis le remplissez de sucre candy avec quatre ou six feüilles d'or, & le recouvrez de la piece que vous en aurez ostée, la recousant d'une éguille, de sorte qu'elle soit bien attachée, puis mettez ledit limon cuire sur la braise la cousture dessus, & à mesure qu'il commencera à boüillir, tournez-le souventefois, tant que vous le verrez suer quelque temps, puis l'en retirez quand vous voudrez en user, mettez un doigt au trou qui estoit recousu, & vous en frottez la face avec quelque linge bien délié, ce sera chose exquise.

Pour oster les taches du visage.

PRenez farine de Lupins, fiel de chevre frais, jus de limon, Alun Succarin, incorporez bien tout ensemble en forme d'oignement, puis vous en oignez au soir le lieu où sont lesdites taches, & guerirez incontinent, c'est chose bien experimentée.

*Pour faire eau de Melons blancs, la-
quelle fera belle charnure.*

PRenez Melons blancs bien nettoyez de leurs écorces , & les
taillez par pieces épaisses d'un doigt,
y laissant tout le milieu , puis prenez les choses suivantes : Alun succarin quatre onces, Argent vif, rompu amorty une once, alun de roche brûlé une once, Porcelettes deux onces,
Tormentine lavée une livre , douze
œufs frais estampez avec leurs écailles, Limons blancs taillez par pieces, autant que vous en voudrez,
Sucre quarante onces , avec une
phiole de lait de Chevre, & une de
vin blanc , puis emplir l'alambic
desdites choses , mettant rangée sur
rangée , comme avons dit de l'eau
susdite ; donnez-luy aprés un petit
feu , puis en gardez l'eau en une
phiole, laquelle sera excellente pour
laver la face, ainsi se fait aussi l'eau
d'anguaria, & des sommets & fleurs
de feves & de mauves, & des fleurs
de lambruche ou vigne sauvage, &

autres telles chofes.

Pour faire une eau qui rende la face blanche.

PRenez litarge d'argent, broyez-en pour deux fols, & le mettez dans un vaiffeau avec de fort vinaigre blanc, puis le faites tant boüillir qu'il fe diminuë de la hauteur de trois doigts, laiffez-le repofer, puis le coulez & le gardez : encore eft bon du lait & du jus d'orange mêlé avec huile de tartre.

Eau admirable & tres-facile à faire pour embellir le vifage, mais il faut fe fervir de la faifon.

IL faut cueillir de l'orge quand il eft encore en lait, que le grain n'eft pas formé dedans ny épaiffy, & de ces grains avec du lait d'afneffe, aprés eftre broyez dans un mortier, faire le tout diftiller au bain marie, & fe laver de cette eau le vifage; fecret éprouvé & fort innocent, mais cette eau ne fe péut faire qu'une fois l'année.

Eau blanchiſſant & décorant la face.

PRenez linge, maſtic, olibanum, colophine, autant de l'une que de l'autre, broyez tout enſemble ſur le marbre, & les détrempez de tres-bon vin blanc bien odorant, tellement que le jus ſoit bien clair, & le mettez à diſtiller en un alambic de verre, & oignez-vous-en la face quand vous en irez coucher, & elle ſe blanchira, tellement que par nul autre lavement elle ne s'en pourra aller.

Vin pour la face.

VIn pour la face, qui eſt l'ornement des femmes, ſe fait ainſi : Prenez breſil & alun ſuccarin, broyez-les & les mettez en vin rouge, & faites bouillir juſques à ce que les ſix parties du vin reviennent à une, & quand il ſera froid la femme mouille dedans une piece de coton, & s'en lave là où il luy plaira.

Autre secret fort excellent & fort aisé.

L'Eau du jus de limons distillée à l'alambic de verre du bain marie, est singuliere pour embellir le visage.

Autre secret fort aisé.

L'Eau distillée de pommes de pin toutes vertes oste les rides du visage en le rajeunissant.

Autre secret éprouvé pour faire beau le visage.

IL faut couper un melon en pieces, & avec une poignée de racines de pied de veau, & demie livre de jus de limons, & une livre de lait de chevre, mettez tout dans un alambic de verre, & le faites distiller au bain marie, l'eau en est excellente & merveilleuse.

Autre secret pour le visage admirable & éprouvé.

PRenez demie douzaine de citrons & les hachez en pieces, les in-

fufez dans une pinte de lait de vache, avec une once de fucre blanc,
& autant d'alun de roche, & diftillez le tout au bain-marie, & le foir
frottez-vous-en le vifage.

Autre fecret experimenté.

PRenez deux livres & demie de
pain blanc, des rofes blanches,
des fleurs de lis de Nenuphar, & feves de chacune une poignée, demie
douzaine d'œufs, le blanc feulement,
& une livre de lait de chevre, le
tout diftillé à l'alambic de verre.

Autre fecret particulier pour blanchir le vifage.

PRenez blanc de corne de ris deux
livres, de blanc de plomb demie-livre, des os deffechez deux onces, encens, maftic, & gomme ara-
bic, tout cela mis en poudre, & puis
détrempez vos poudres en eau-rofe
ou eau de lis & la mettez dans une
phiole, & trempez un linge dont
vous frotterez le vifage le foir & le
matin, avec un morceau d'écarlate.

*La veritable composition de l'Orvietan,
ou composition Antidotaire, plus
excellente que le Theriaque.*

Miel   1. liv.
Syrop de limon   4. drag.
Sucre fin   demie liv.
Eau theriacale   1. liv.
Tout estant fondu ensemble, ajoû-
   tez ce qui suit.

RACINES.

Angelique   1. once.
Coraline   1. once.
Tormentille   demie once.
Scorcionaire   1. once.
Raphane   1. once.
Dictame blanc   1. once.
Pirette   2. drag.
Toutes ces Racines doivent estre mi-
   ses en poudre & tamisées, & cel-
   les qui suivent doivent aussi estre
   reduites en poudre, & non tami-
   sées.
Gentiane   1. once.
Bistorte   demie once.
                   Aristo-

Ariſtoloche ronde   demie-once.

Ariſtoloche longue   1. once.

Calamus aromat.   1. once.

Brione ſeiche   1. once.

Oſmonde Royale   demie-once.

Enula campana   1. once.

Macis   1. once.

Eſquine   demie-once.

Nenuphar   1. once.

Zedoire   demie-once.

Poivre long   demie-once.

Clou de gerofle , ou ſon huile une once.

Canelle   2. onces.

Muſcade   demie-once.

Bois d'aloës   1. once.

Bois de roſe   1. once.

Santal citrin   demie-once.

Saſafras   1. once.

Turbit   demie once.

Du premier geçt de la teſte d'un Cerf, ou de la branche droite la plus proche de la moëlle , 1. once.

De l'os du cœur de Cerf pilé 1. drag.

SEMENCES.

D'anis verd.

Cc

De fenoüil.

De chardon benit.

De coriandre ana   demie-once.

De genevre   1. once.

De perles   demie once.

Diamargaritum frigidum pulverifé une dragme.

Ruë feiche pulverifée   1. once.

Corail blanc   demie-once.

Crafne humain   demie-once.

Guy de chefne   demie-once.

Un cœur de Lievre feiché au four, le tout en poudre, fera mis dans la baze, qui, premierement doit eftre cuite en fyrop, l'ofter du feu & ajoûter tout ce que deffus, peu à peu, & les mêler. Deux heures aprés que ladite compofition fera refroidie, diffolvez en icelle,

Theriaque   1. once.

Confection d'Hyacinthe   1. once.

Confection d'Alxermes   demie once.

Trochifme de Vipere   2. drag.

Ou au defaut de Trochifme, prenez le cœur & le foye de deux Viperes, feichez dans une bouteil-

le de verre, au four, pulverifez &
les ajoûtez.

Si la compofition eft trop liquide,
faut pulverifer un pain bis, & l'y
ajoûter.

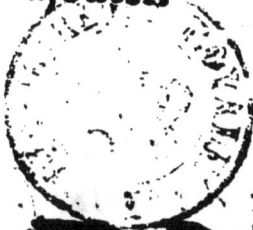

F I N.

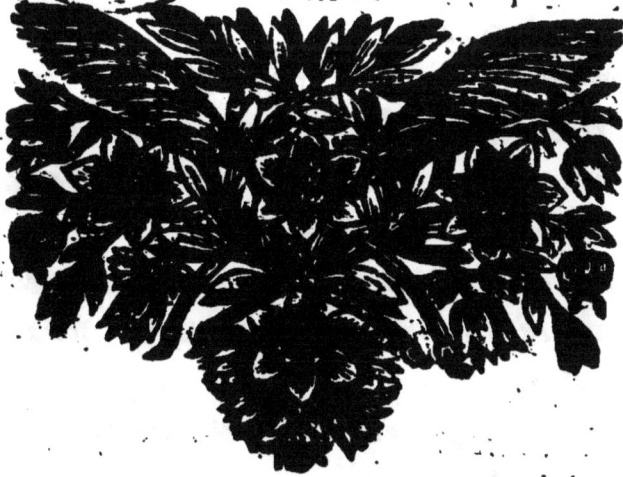

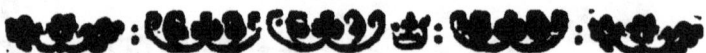

TABLE

Des Remedes contenus en ce Livre.

TABLE.

TABLE.

TABLE.

TABLE.

TABLE.

D d

TABLE.

TABLE.

Dd ij

TABLE.

TABLE.

Dd iij

TABLE.

TABLE

TABLE.

TABLE.

TABLE.

TABLE.

TABLE.

TABLE.

TABLE.

Or

TABLE.

Ee

TABLE.

TABLE.

E e ij

TABLE.

Fin de la Table.

Extrait du Privilege du Roy.

PAr Grace & Privilege du Roy; Il eſt permis à JEAN MALBEC DE TRESPEL, Medecin Spargi-rique, de faire imprimer, vendre & debiter un Manuſcrit par luy tra-duit du Latin & de l'Anglois, en langue Françoiſe, qui contient quan-tité *de Remedes experimentez en Me-decine & Chirurgie* ; & ce pendant le temps & eſpace de ſept années en-tieres & accomplies ; avec defenſes à tous Imprimeurs, Libraires, & autres perſonnes de quelque qualité & condition qu'ils ſoient, d'impri-mer ou faire imprimer ledit Livre, ſous pretexte de déguiſement ou changement qu'ils y pourroient faite, à peine de confiscation des Exemplaires contrefaits, de tous dépens, dommages & interests, & de trois mil livres d'amende ; comme il est plus au long porté par ledit Privilege. Donné à Paris le quatriéme jour de Novembre, l'an de grace 1668. & de nostre Regne le 26. Signé par le Roy en son Conseil,

TRUCHOT.

Registré sur le Livre de la Communauté des Marchands Libraires & Imprimeurs de cette Ville, suivant & conformement à l'Arrest de la Cour du 8. Avril 1654. aux charditions portées par le present Privilege. Fait à Paris ce 22. Novembre 1668.

ANDRE' SOUBRON Syndic.

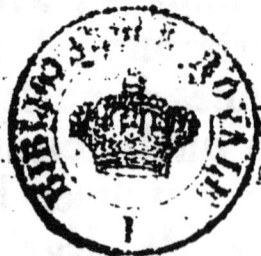

www.ingramcontent.com/pod-product-compliance
Lightning Source LLC
Chambersburg PA
CBHW060955220326
41599CB00023B/3723